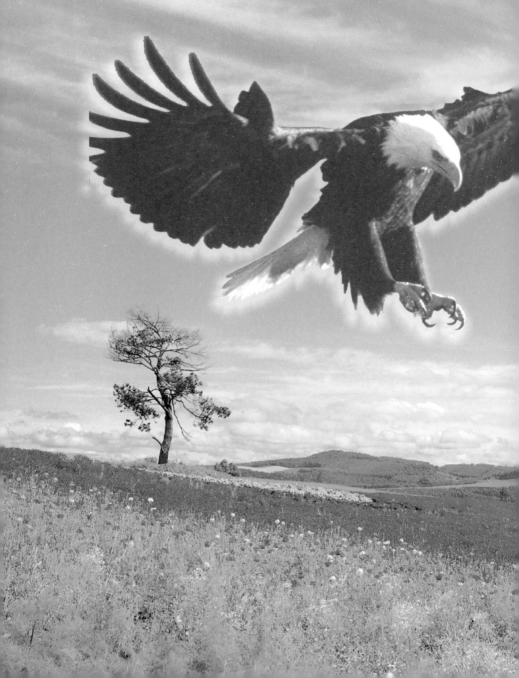

大展好書　好書大展
品嘗好書　冠群可期

大展好書　好書大展
品嘗好書　冠群可期

快樂健美站
14

忙裏偷閒練瑜伽

祛病養生篇

張液液◎編著

大展出版社有限公司

《忙裏偷閑練瑜伽》出版説明

隨着我國經濟的快速發展和人民生活水準的不斷提高，人們在解決了基本的溫飽問題之後，開始逐漸意識到身心健康的重要。現代都市人群面臨着生活越來越好、壓力越來越大的困惑。瑜伽功近年來悄然來到我們身邊，正是爲了滿足人們在緊張的生活節奏下緩解身心壓力的需要。

瑜伽，原爲梵文，本意是「合一」「連接」「結合」，即中國人所說的「天人合一」。瑜伽以哲學思想爲依托，透過體位法的鍛鍊促使精神與肉體的高度統一，逐漸演化爲一種被大眾所接受的健身運動。

瑜伽是一門經得起科學驗證的古老運動。它對某些疼痛具有療效，尤其能預防膝蓋老化，減緩骨關節炎和手腕症候群引起的疼痛。同採用藥物治療相比，瑜伽對控制高血壓有同樣顯著的效果。一般人在練習三個月的瑜伽之後，就會產生「身心更健康、更幸福」的主觀感受。瑜伽的伸展訓練能強化肌肉、骨骼，有助於預防骨質疏鬆症、減輕背痛，甚至可以作爲恢復健康的輔助治療。瑜伽動作對腺體的影響很大。

人的身體可說完全受各種腺體荷爾蒙分泌所控制，每一個器官、細胞都直接受這些荷爾蒙的影響。瑜伽功法能使各種腺體的分泌作用趨於平衡。瑜伽動作的扭轉或彎曲姿勢，通常需停頓相當一段時間，以給腺體造成壓力，這些壓力可以強化這些腺體，使其分泌正常。

本書的定位並不是講高深的氣功，而是力圖使瑜伽成為一種緩解疲勞、強身健體、放鬆心情的大眾化的簡單易學的全民健身活動。作者修習瑜伽多年，同時又受益於常年從事中醫養生護理的積累，因此，在書中不僅圖文並茂地對瑜伽動作進行了系統的說明，同時穿插許多養生保健的小常識，以及調息、冥想、節食等領域的修鍊體會，對滿足現代都市人群追求完美與科學的生活質量，實為不可多得的一本好書。

本書分基礎篇、祛病養生篇兩冊。基礎篇介紹瑜伽基礎知識、體位法經典動作等。祛病養生篇介紹減肥塑身、強身祛病的瑜伽體位法及相關小常識等。本書另外一大特點就是配合圖書的出版發行，作者還建立了一個瑜伽多媒體教學網站（ www.youga.com.cn ）。讀者可以根據自己的時間和地點安排瑜伽練習進度，真正做到忙裏偷閑練瑜伽。購買此書不僅掌握了基本動作，還等於擁有二十四小時的瑜伽私人教練，讓您在最經濟、最便捷的情況下享受瑜伽館內的專業輔導。

總之，此書與網站的結合為廣大瑜伽愛好者提供了方便、經濟、快捷的瑜伽練習途徑。希望讀者在購得此書時感到物超所值！

致 謝

本書的出版，
承蒙下列各位鼎力協助，
在此表示感謝！

攝影：南藝工作室
形象設計：方莉
封面設計：彭輝忠
版式設計：張暉、王元韜
動作示範：張液液、周暉、李毅

目錄

CONTENTS

目錄
CONTENTS

目錄
CONTENTS

第一章
强健消化系統瑜伽套餐

　　現代人由於精神緊張、生活不規律、飲食不清潔或不節制等因素，造成腸胃抵抗力每況愈下，各種腸胃疾病，如消化不良、胃炎、便秘、痔瘡等接踵而來，給我們的生活帶來諸多不便，甚至影響了正常的工作、學習和生活。

　　練習瑜伽是一項祛除上述病症行之有效的方法。它可以促進胃腸蠕動，促使身體裏主管消化的腺體正常分泌各種激素和酶，幫助腸胃系統消化和吸收，從而強健我們脆弱的消化系統，增強其免疫力，抵禦各種不良侵害。

⇗腿旋轉式（Leg Cycling）

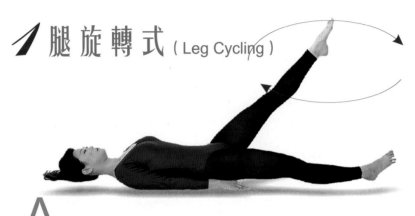

A 仰臥，上身平躺在地面上，兩腿伸直左、右腿順時針、
逆時針各做畫圓運動8次。

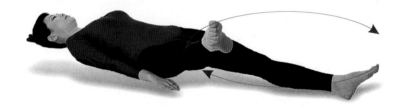

 功效：減少腹部脂肪，治療便秘，有助消化。

消化不良

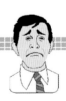

　　消化不良可能是胃、小腸或大腸什麼地方出了毛病，其表現爲脹氣、腹痛、
打嗝、噁心、嘔吐等。造成消化不良的原因很多，慢性胃病、生活壓力、情緒緊
張、缺乏消化酶均可能引起消化不良。一些不好的飲食習慣，如邊吃邊説話、狼
吞虎嚥、邊吃飯邊喝湯都容易造成消化不良。

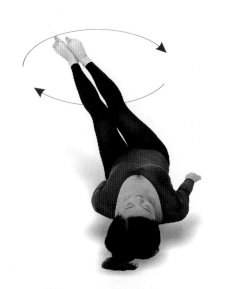
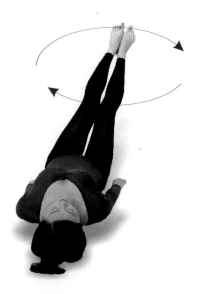

B 雙腿伸直併攏，向上抬起，做畫圓運動。順
時針、逆時針各做 8 次。

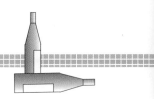

● 如果糞便惡臭，而且排便時肛門灼熱，這通常是結腸含有有毒物質的徵兆。
可實施禁食計劃。

● 避免食用碳酸飲料、垃圾食物、油炸食物、精加工食物等。

2 搖 擺 式 (Rock and Roll)

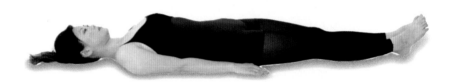

A 仰臥，兩腿向前伸直。

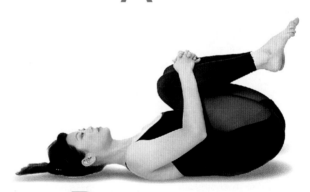

B 兩腿屈膝，將大腿收近胸部。兩臂抱
着兩腿，十指相交。

重複做8~10個回合。

功效：按摩放鬆背部，增加血液循環，消除腹脹。

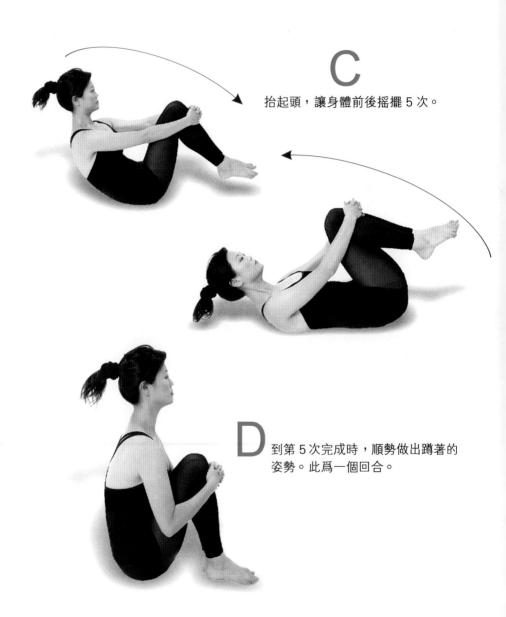

C 抬起頭，讓身體前後搖擺 5 次。

D 到第 5 次完成時，順勢做出蹲著的姿勢。此為一個回合。

聯合國公布的十大垃圾食物

一、油炸類食品

1. 導致心血管疾病的元凶(油炸澱粉)。

2. 含致癌物質。

3. 破壞維生素，使蛋白質變性。

二、醃製類食品

1. 導致高血壓，使腎負擔過重，易患鼻咽癌。

2. 影響黏膜系統（對腸胃有害）。

3. 易得潰瘍和發炎。

三、加工類肉食品（肉乾、肉鬆、香腸等）

1. 含三大致癌物質之一———亞硝酸鹽（防腐和顯色作用）。

2. 含大量防腐劑（加重肝臟負擔）。

四、餅乾類食品（不含低溫烘烤和全麥餅乾）

1. 食用香精和色素過多（對肝臟功能造成負擔）。

2. 嚴重破壞維生素。

3. 熱量過多，營養成分低。

五、汽水可樂類食品

1. 含磷酸、碳酸，會帶走體內大量的鈣。

2. 含糖量過高，喝後有飽脹感，影響正餐。

聯合國公布的十大垃圾食物

六、速食類食品（主要指速食麵和膨化食品）

　　1. 鹽分過高，含防腐劑、香精（損肝）。

　　2. 只有熱量，沒有營養。

七、罐頭類食品（包括魚肉類和水果類）

　　1. 破壞維生素，使蛋白質變性。

　　2. 熱量過多，營養成分低。

八、話梅、蜜餞類食品（果脯）

　　1. 含三大致癌物質之一——亞硝酸鹽（防腐和
　　　顯色作用）。

　　2. 鹽分過高，含防腐劑、香精（損肝）。

九、冷凍甜品類食品（冰淇淋、冰棒和各種雪糕）

　　1. 含奶油，極易引起肥胖。

　　2. 含糖量過高，影響正餐。

十、燒烤類食品

　　1. 含大量三苯四丙吡（三大致癌物質之首）。

　　2. 1隻烤雞腿相當於60支烟的毒性。

　　3. 導致蛋白質碳化變性（加重腎臟、肝臟負擔）。

3 鴕鳥式 （Padangusthasana）

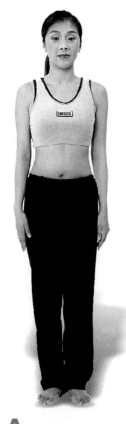

B 呼氣，上身向前彎曲，雙手盡量觸到腳趾，雙膝不可彎曲。均勻呼吸，保持10秒。

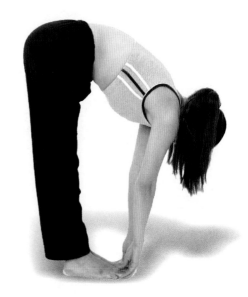

A 挺身站立。

功效：促進消化，減少腹部脂肪，消除胃氣脹，強健全身肌肉。

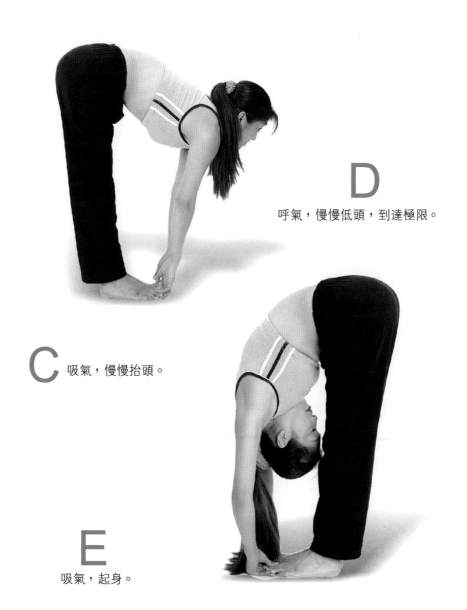

D

呼氣，慢慢低頭，到達極限。

C 吸氣，慢慢抬頭。

E

吸氣，起身。

4 側角伸展式 (Utthita Parsvakonasans)

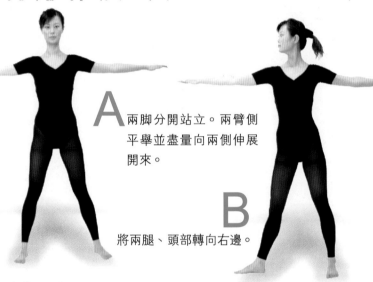

A 兩腳分開站立。兩臂側平舉並盡量向兩側伸展開來。

B 將兩腿、頭部轉向右邊。

功效：刺激胃腸蠕動，從而有助消化，按摩腹部器官，幫助消除腰圍區域贅肉和健壯髖部肌肉，加強神經系統，使得脊椎骨骼柔韌，消除背部疼痛。

　　保持飲食均衡並食用富含纖維素的食品，如蔬菜、水果及全麥等穀類。每天喝6~8杯水。避免食用碳酸飲料，辛辣食品、垃圾食物、油炸食品，少食糖類、鹽、紅肉、豆類、乳製品等。進食需要細嚼慢嚥，還可以少食多餐，如嚴重消化不良，必要時可以實施斷食療法。

C 屈一側膝，同側手放到脚上，盡力面朝上扭動身體。手觸及脚面時，呼氣完畢，隨即屏住呼吸，保持10秒。

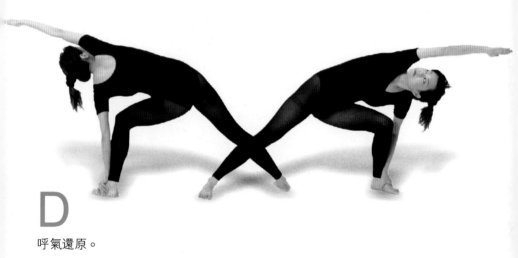

D 呼氣還原。

休息大約 5 秒鐘後，換另一側練習。

　　正常情況下，身體在18~24小時後就要排泄廢物，超過則會産生有害的毒素。持續的便秘會帶來許多病變，包括痔瘡、失眠、頭痛、口臭、盲腸炎、大腸癌等。絶大多數便秘産生於快節奏的現代生活方式，如飲食過於精細、缺少纖維素、飲水過少、生活壓力、缺乏運動等。便秘也可能是某種藥物的副作用，如鐵製補充劑、止痛劑、興奮劑等。

5 放氣式 (Vaya Nishkasana)

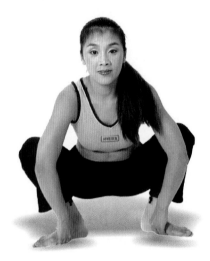

A 蹲下，兩膝分開，雙肘放到兩膝內
側，手壓到腳下。

重複做8次。

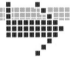

便　秘

　　婦女懷孕期間也會發生便秘，老人和婦女是便秘的多發人群。增加纖維
素、多喝水、多運動、放鬆心情練瑜伽是最好的治療便秘的方法。瑜伽體位法

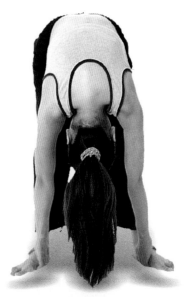

B 深吸氣，呼氣，並低頭抬臀，匀速呼吸，保持 6 秒，恢復原姿。

功效：增加腦部供氧，拉伸腿部肌肉。

裏的眼鏡蛇式、單腿交換伸展式、雙腿背部伸展式、束角式都是很好的鍛鍊腸胃功能、預防和輔助治療便秘的姿勢。

6 仰卧放鬆功 (Shavasana)

A 仰卧，兩臂自然放在身體外側，掌心向上，兩脚自然分開，閉目，徹底放鬆全身。

B

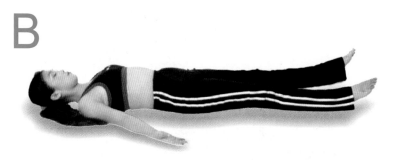

功效： 仰卧放鬆姿勢在瑜伽課程練習前和結束後都要練習 5 分鐘左右，因此，是很重要的一個姿勢。它可以令人處於最大的鬆弛狀態，消除精神緊張，治癒神經衰弱，恢復全身能量，產生和平安詳的感覺。因此，在進行冥想和就寢時都可以採用這個姿勢。

便　溏

對現代都市人群而言，便溏的情況可能比便秘更爲普遍。其表現爲大便不成型，也就是我們平常説的拉肚子。許多人此時都會吃治療拉肚子的藥，其實在許多情況下，這主要與吃了過多過雜的食物有關。只要嘗試食用清淡食物，同時減少飲食量，這種拉肚子的情況會自然得到改善。

第二章
強健內分泌與新陳代謝系統瑜伽套餐

朋友們，千萬不要小看我們的內分泌系統，它主要包括腦垂體、甲狀腺、甲狀旁腺、腎上腺、性腺、胰島等組織，直接影響我們身體的生長、發育、生殖和各臟器的正常功能和新陳代謝。最常聽說的內分泌失調就是由於生活不規律、高度緊張、受壓抑等因素造成的，表現為脫髮、便秘、月經失調、臉上起「小豆豆」、煩躁易怒等。有些嚴重的內分泌疾病，如甲亢、糖尿病等直接影響了我們的生活質量和壽命。

古老的瑜伽功就是透過呼吸、體位、冥想法增強各腺體的功能，達到延緩衰老，治病強身的目的。提高內分泌系統勢在必行，讓我們開始練習這套瑜伽操吧！

半脊柱扭動式（Ardha Matsyendrasana）

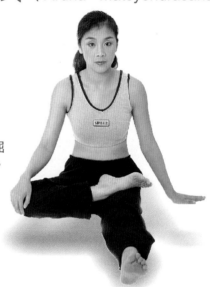

A

坐姿，雙腿伸直，然後屈
右腿，右脚放到左腿上。

功效：治療、預防腰背痛，防治頸椎病，有助消化。男性
練習可防治前列腺增大。

脂肪肝

在正常情況下，肝臟只含有少量脂肪，約佔肝臟重量的4%~7%。當重量達到10%~25%時，爲中度脂肪肝，達到25%~50%時爲重度脂肪肝。引起脂肪肝的原因有很多，常見的有：

 長期攝入高脂肪和高膽固醇的食物，或因消化吸收引起的缺乏蛋白質和某些維生素；

B 呼氣，上身轉向左側，左手向後扶背，右手握住左腳腳趾，頭盡量扭向左後方。均勻呼吸，保持15秒。

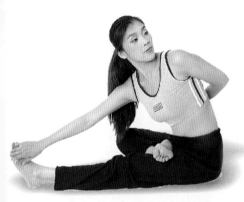

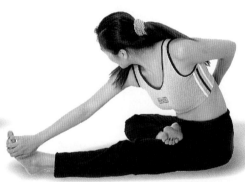

C 吸氣，身體返回原位。呼氣，將頭轉向右方，兩眼向右肩之外注視。均勻呼吸，保持15秒。

重複，左右側各做4次。

脂肪肝

- 由於一些鎮靜劑、激素導致的中毒性脂肪肝；
- 由傷寒、慢性膽囊炎、慢性胰腺炎所感染形成的脂肪肝；
- 由糖尿病、內分泌失調性肥胖導致的脂肪肝等。

防治措施

根據不同的導致脂肪肝的原因，應採取不同的措施，其中一些主要的措施都是我們在《基礎篇》中提到的和樹立瑜伽飲食觀、根除陋習相關的，如調整飲食、節制飲食、禁酒、禁烟等。

2 卧角式（Supta Konasana）

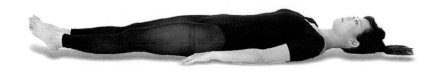

A 仰臥，放鬆全身，兩手掌心平貼地面。

注意：年老體弱、坐骨神經痛不宜做。

功效：防治腰背痛，伸展全身，消除腰腹部脂肪，滋養面部，
✔ 　　　治療頭痛、便秘、痔瘡、糖尿病，滋養臟腑器官，治療
　　　　月經病。

斷　　食

　　人體在一段時間內，總會積累一些來自化學用品、食物污染所帶來的毒素，給肝臟帶來很大的負擔。禁食不僅可以幫助肝臟排除毒素，而且幾乎在任何疾病期間，都可以利用禁食幫助身體獲得喘息。正如自然界的現象（日、月、星辰）一樣，人體內的週期也有高、低潮的變化。當體內正值低潮時，勿再以吃的方式增加身體的負擔。這對現代都市人群，特別是一些經常需要應酬的人群來說，做到是非常困難的。但從理性的角度出發，一定要注意並避免這種現象的發生。

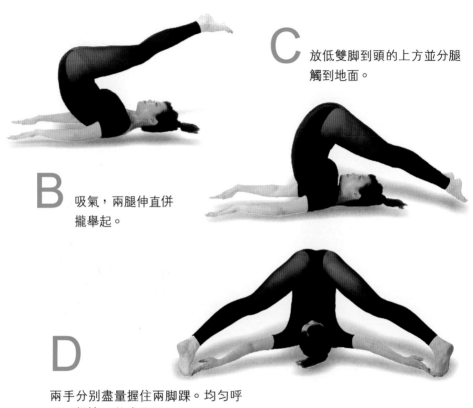

C 放低雙腳到頭的上方並分腿觸到地面。

B 吸氣，兩腿伸直併攏舉起。

D 兩手分別盡量握住兩腳踝。均勻呼吸，保持30秒或更長。

斷　食

定期斷食既保健也延年益壽。每個月只要斷食3天，你就會感覺到有朝氣與活力。斷食並不是挨餓，可以喝些果汁（不能喝橘子汁和番茄汁），補充水分、纖維、維生素和礦物質。

3 單腿肩倒立式 (Eka Pada Sarvangasana)

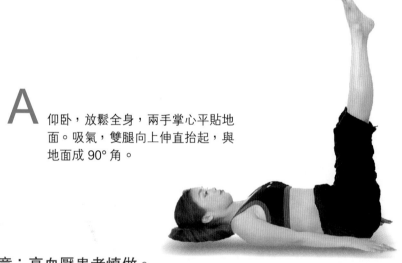

A 仰臥，放鬆全身，兩手掌心平貼地面。吸氣，雙腿向上伸直抬起，與地面成 90° 角。

注意：高血壓患者慎做。

功效：這是一個非常重要的姿勢，能增加性控力，放鬆神經，美容養顏，治療多種疾病，如疝氣、消化不良、便秘、腸脹氣、月經病等。

糖 尿 病

　　每年美國約有1600萬人得糖尿病，中國也有上升趨勢。糖尿病是由於胰島所分泌出的胰島素不足造成的。缺乏胰島素，體內無法利用葡萄糖，因此，造成血液中葡萄糖量過高。

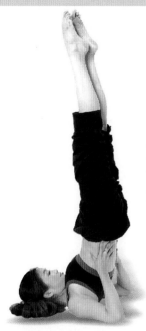

B

呼氣，雙腿繼續向頭後方向延伸，腿部始終保持伸直。抬高髖部及腰部，用兩手支撐腰部，使身體與地面成 90° 角。均勻呼吸，保持 1 分鐘。

C

呼氣，保持兩腿伸直，慢慢將右腿向頭後方傾倒，直到右腳觸地。勻速呼吸，保持 20 秒。

D

呼氣，慢慢放回兩腿。

換另一側腿練習。

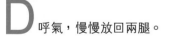

糖 尿 病

防治措施：調節飲食。**禁食澱粉類食物，適量食用牛奶、水果、蔬菜、肉類和脂肪；**定期做運動。有證據顯示，運動能增加細胞表面的胰島素受體的數量，這表示胰島素能找到地方將葡萄糖送入細胞內；常泡熱水澡。有數據顯示連續三周每天在熱水中浸泡30分鐘，可以使血糖水平下降13％；減肥。80％的成人型糖尿病患者體重過重；練習瑜伽。有些瑜伽動作能够刺激胰島素的分泌。

𝟺 拱背升腿式 (Uttana Padasana)

A 仰臥，拱背，頭頂着地，肘部可做支撐，做到極限。

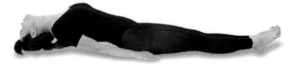

B

做幾次深呼吸，伸直手臂，保持上身不動。

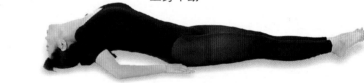

C 呼氣，兩膝伸直抬腿，手向上伸直，與下肢平行。均勻呼吸，保持20秒。

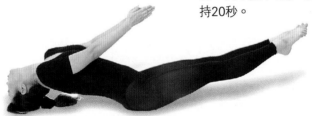

D 恢復到仰臥狀態，放鬆全身，休息。

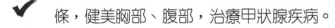

功效：增強腎臟功能，矯正不良體態，治駝背，美化下巴線條，健美胸部、腹部，治療甲狀腺疾病。

5 弓式（Danurasana）

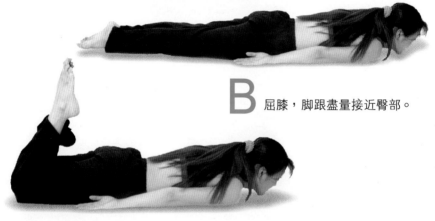

A 俯臥，兩腿伸直併攏，兩臂靠近體側伸直平放，掌心向上，正常呼吸。

B 屈膝，腳跟盡量接近臀部。

注意：甲亢、疝氣、胃潰瘍、脊柱錯位患者不宜做。

功效：這個姿勢幾乎可以鍛鍊全身的肌肉，包括背部肌肉群、胸部和腹部肌肉，並且腿、臂、喉、頸、顎緣肌肉都能得到伸展和強壯。使身體內部器官，包括肝臟、腎臟和膀胱得到按摩，獲得更多的血液供應，有助於治療腸胃功能失調、消化不良和肝臟的毛病。它還可以消除由於疲勞所造成的後背疼痛。弓式練習還能刺激內分泌系統所有腺體，對於腎上腺、甲狀旁腺、腦下垂體及性腺都有很好的影響，間接起到延緩衰老的作用。對於關節、脊柱、肺部、胸部和腹部疾病，也有療效。

C 左右兩手分別抓住同側腳踝或腳趾，
兩個膝蓋和腳踝互相靠攏。

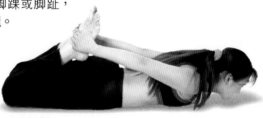

D

深深吸氣，頭部抬起並伸直，下肢
也同樣向上拉起。屏住呼吸，保持
10秒。動作要注意緩慢、柔和，向
後拉到力所能及的最大限度。如果
可能的話，踝骨可以併攏。

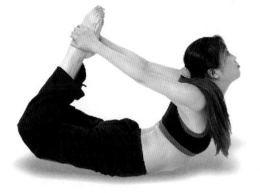

E 呼氣，同時頭和胸部向地面放下，
用一側面頰貼地。

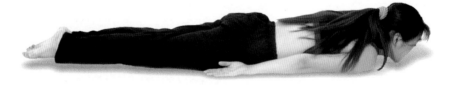

休息10秒鐘再重複1遍。爲增加難度可以前後晃動，效果更佳。

 6 仰臥放鬆功

（註：意思是做完此式動作，可進行仰臥放鬆功練習。下同）

第三章
加強神經系統瑜伽套餐

　　你是否正在被失眠、記憶力減退、神經痛、偏頭痛等病症困擾呢？如果是的話，你應該加強自己的神經系統了。現代人的精神壓力很大，社會關係複雜，外來的刺激加重了我們神經系統的負擔，使我們常常感到心力交瘁，憂鬱、煩躁、恐懼、焦慮、多疑等不良情緒席捲而來，長此以往更加影響了我們的社會關係，形成惡性循環。古人云：象由心生。透過修練瑜伽，能改善我們的身心，平和我們的心態，減輕疲勞，提高工作效率，以嶄新的面貌迎接美好的生活。

1 祈陽式 (Surya Namaskara)

功效：這個姿勢有許多益處。它用一種溫和的方式促使所有內
分泌腺活動。由於這種體內活動的結果，腎上腺、甲狀
腺、胰腺、腦下垂體以及其他一些內分泌腺得到正常的
運轉。導致糖尿病的主要原因是由於胰臟功能失調，這
個姿勢增加胰腺活動，能糾正這個缺陷。這個姿勢對於
胃部、脊柱、肺部和胸部也有好處。這些部位的疾病同
樣可以採用這個姿勢進行治療。由於練習這個姿勢的時
候，血液循環逆向流動，因此，可以使面部組織、中樞
神經系統以及身體上肢的所有器官產生活力。

A 雙腿併攏直立，兩手自然垂於兩側。深吸一口氣，然後呼出，雙手在胸前合十。

B 吸氣，雙臂向上伸展，向後彎腰，上身儘可能向後伸展，但以適度爲宜。

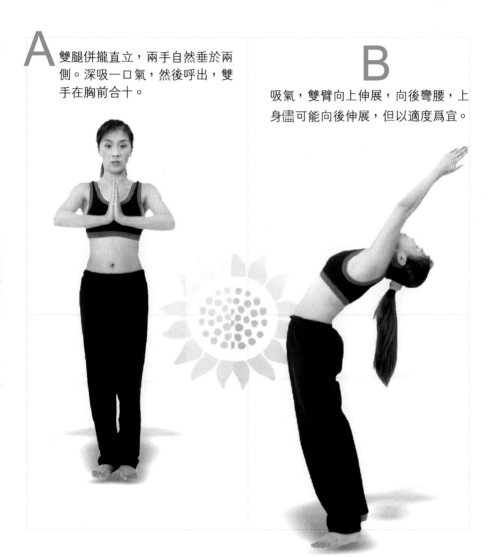

C

向前深俯彎腰，同時呼氣，兩手手掌向下貼地，臀部盡量提高。屏住呼吸，保持這個姿勢 6~8 秒鐘。

做這個動作千萬不要勉強，更不要強迫自己極力屈體，以免拉傷身體。必要時可屈膝，好讓掌心貼地。

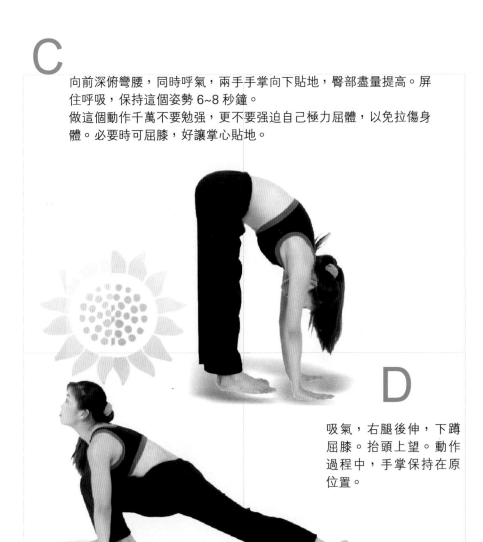

D

吸氣，右腿後伸，下蹲屈膝。抬頭上望。動作過程中，手掌保持在原位置。

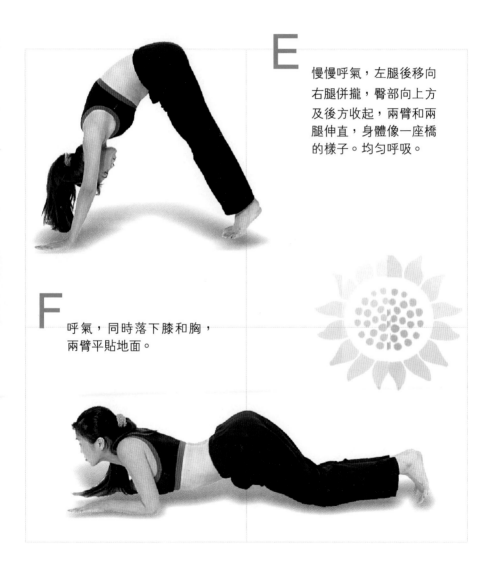

E

慢慢呼氣，左腿後移向右腿併攏，臀部向上方及後方收起，兩臂和兩腿伸直，身體像一座橋的樣子。均勻呼吸。

F

呼氣，同時落下膝和胸，兩臂平貼地面。

G

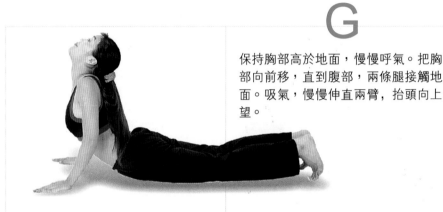

保持胸部高於地面，慢慢呼氣。把胸部向前移，直到腹部，兩條腿接觸地面。吸氣，慢慢伸直兩臂，抬頭向上望。

H

呼氣，同時腳趾和手掌一起用力把臀部抬高，身體呈反「V」字形。

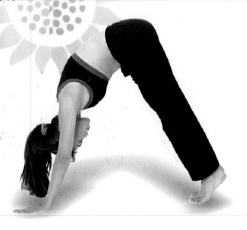

I

邊吸氣邊彎曲左腿並將左腳伸向前邊。向上看，胸膛盡量向前挺。

J

保持兩掌放在地板上，慢慢呼氣。將右腳放在左腳旁邊，低下頭，伸直雙膝。兩手掌、腳掌向下貼地，臀部盡量提高。

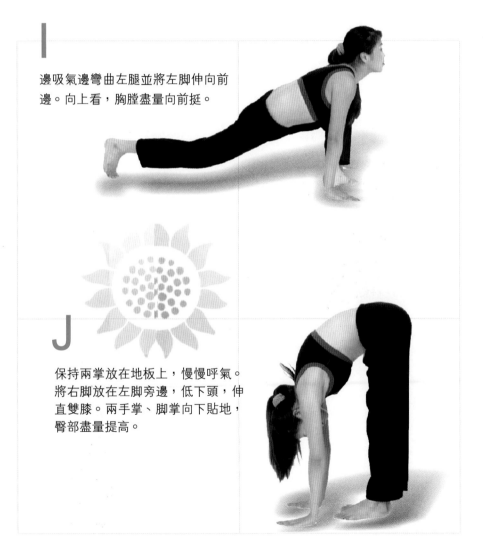

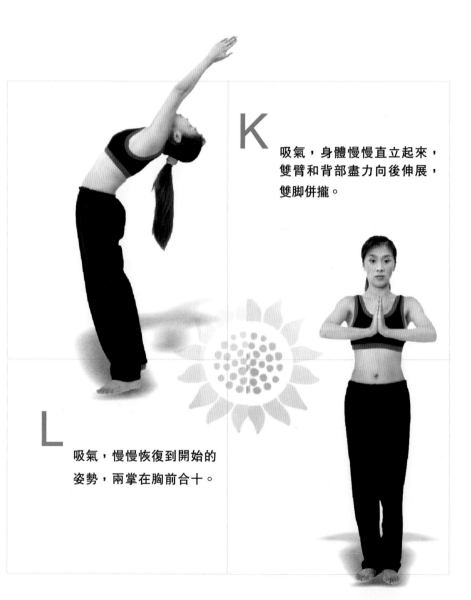

K 吸氣，身體慢慢直立起來，雙臂和背部盡力向後伸展，雙腳併攏。

L 吸氣，慢慢恢復到開始的姿勢，兩掌在胸前合十。

2 肩倒立式 (Sarvangasana)

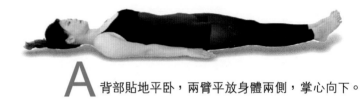

A 背部貼地平臥，兩臂平放身體兩側，掌心向下。

注意事項：

1）要特別注意頸部的柔軟動作，以免傷到頸部。

2）身體重量落於頸部，其次是兩肩上，手肘只是協助支撐而已。

3）練習停留的時間可以由30 秒鐘起逐漸增至 5分鐘。

4）高血壓、心臟病及60 歲以上身體虛弱的人，不宜練習。

功效：這是一個經典動作，由於血液倒流進頭部和上身，使人的腦部、臉部、眼睛、心臟得到比平時多得多的血液供應；維護腎上腺活動的正常，能夠補充活力和鬆弛休息。肩倒立還使腹部臟器恢復活力，有助於釋放腸道中的氣體。

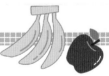

有助睡眠的飲食

● 睡前可吃些香蕉、無花果、熱牛奶、核桃、全麥餅乾。

● 睡前不宜過飽，不吸香烟，不食大魚大肉、蛋類、豆類等不易消化的高蛋白食物。忌咖啡因、酒精、糖、巧克力、菠菜、茄子、馬鈴薯、番茄，這些食物含有酪胺，會刺激正腎上腺素的分泌，使大腦興奮而易導致失眠。

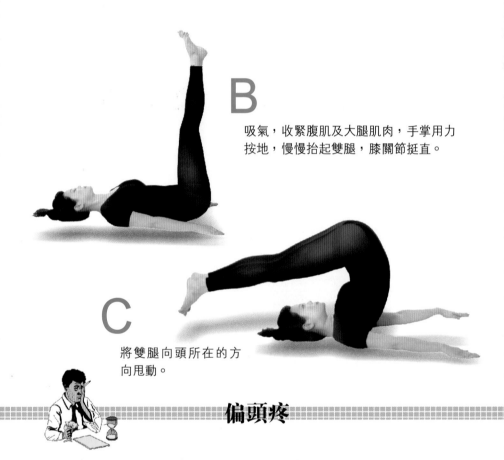

B

吸氣，收緊腹肌及大腿肌肉，手掌用力
按地，慢慢抬起雙腿，膝關節挺直。

C

將雙腿向頭所在的方
向甩動。

偏頭疼

　　偏頭痛是一種非常折磨人的疾病，其疼痛範圍通常局限在頭部一側，但也
有兩側同時發生的。偏頭疼的症狀開始時是搏動性的頭痛，通常源自某一眼的
上方或後面，也可能從頭的背面開始發作，然後延及頭的一整邊。它通常伴有
噁心、嘔吐、視綫模糊、四肢刺痛及麻痺（可持續18小時之久）等症狀。

　　過敏症（如食物過敏）是偏頭痛的常見原因。另外，環境污染、便秘、緊
張及壓力、缺乏運動都是導致偏頭痛的潛在因素。70%的偏頭痛患者是女性，
而且此病發病通常有家族性傾向。

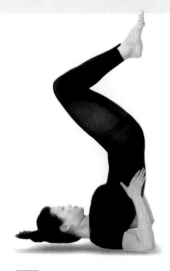

D 爲了豎立起雙腿，應將你的雙手扶住腰部。

E

小心翼翼地慢慢伸直身體，直至身體接近於垂直（建議初學階段挺直身體的程度以平衡爲限度，不必開始就和地面成 90°）。

F 下巴碰觸胸部，兩脚大脚趾併攏，兩腿放鬆，兩眼注視脚尖（兩眼也可以閉上）。

G 自然呼吸，保持此姿勢，最長不要超過5分鐘。緩慢放下身體，兩腿慢慢放回地面，全身放鬆1分鐘。

重複3次。

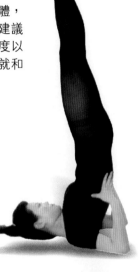

偏頭痛

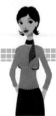

【防治方法】

● 儘可能多休息：小睡片刻或許可以消除頭痛，但避免睡得過多；

● 平躺着睡：睡眠姿勢怪異或趴着睡、皆會使頸部肌肉緊張，進而引發頭痛；

● 瑜伽深呼吸：這是緩解緊張的好方法；

3 雙角式 （Dwi Konasana）

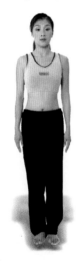

B 吸氣，兩脚分開，兩手於背部十指相交。呼氣，上身前俯，兩腿挺直，盡量將兩臂向頭的上方和後上方伸展。一邊保持這個姿勢一邊垂下頭。保持這個姿勢20 秒或更久一些。漸漸恢復到基本站立位。

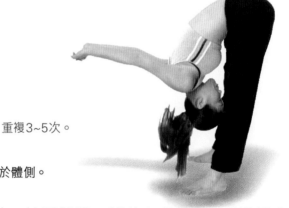

重複3~5次。

A

挺身直立，兩手垂於體側。

功效：減少腹部脂肪，拉長雙腿，補養上背部和肩膀的肌肉群，治療神經衰弱。

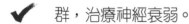

偏頭痛

● **勿擦香水**：濃烈的香水會刺激你的神經，可能引發偏頭痛；

● **調整飲食結構**：避免食用會引起頭痛的食物，如乳製品（包括脱脂和全脂牛奶、羊奶、乳酪等）、巧克力、鷄蛋、柑橘類水果、肉類（牛肉、猪肉、鷄肉、魚肉）、小麥、花生、番茄、紅葡萄酒、咖啡、可樂。食用安全的食物，包括糙米，煮過的水果、梨，煮過的綠色、黃色和橙色的蔬菜等。

4 蝗蟲式 (Salabhasana)

A 俯臥，兩腿、兩臂伸直。

B 雙手握拳，拇指與食指一側貼地。兩腿伸直併攏，正常呼吸。深深吸氣，兩拳向下按，雙腿用力抬起。

功效： 有益於骨盆範圍各器官，強壯性功能，治療月經失調、脊柱錯位，神經衰弱（失眠症），延緩衰老，消除腰骶部疼痛等。

神經衰弱

　　神經衰弱是由於長期的精神焦慮、過重的精神負擔和長期的勞逸結合不當引起的大腦皮質的興奮與抑制過程失調。導致這種病症的精神因素可能是由於親人死亡、家庭不和、事業挫折、過度緊張勞累、人際關係緊張和生活中的各種困擾等。神經衰弱表現爲注意力不能集中、頭昏腦脹、情緒不穩、容易急躁，對外界刺激敏感多疑、經常頭痛、入睡困難；有些病人還伴有消化系統障礙，如消化不良、腹脹腹瀉以及呼吸不暢、陽痿早瀉、月經不調等症狀。

　　防治措施：**減少刺激、放鬆身心、練習瑜伽。**

C 雙臂及兩腿向上伸直至最高處。蓄氣不呼，保持5秒。呼氣，還原。

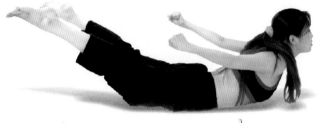

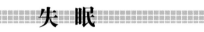

6 仰臥放鬆功

失 眠

你知道嗎，當你夜晚在床上酣睡的時候，世界上有上千萬的人正在飽受失眠的痛苦。失眠是僅次於頭痛、感冒的常見多發病。它可能由於軀體疾病、精神壓力、思慮過度、過量的咖啡攝入或是不良的睡眠習慣造成。藥物使用不當、內分泌失調等也會造成失眠。

失眠防治方法

● 培養固定的睡眠時間　定時睡覺，定時起床，即使半夜醒來難以入睡，也不要在早晨以延長睡眠來補償失眠的那段時間。

● 睡前做愛　這是睡前相當愉快的放鬆方式，能促進身體及心理能量的釋放。有些研究者發現，做愛期間被誘發的荷爾蒙，確實能促進睡眠。

● 借助瑜伽放鬆身心

失眠的原因之一就是人們太執著於想入睡，越努力想入睡就越難以入睡，以至於整晚都在難以入眠的折磨下輾轉反側。此時需要放鬆心情，打開瑜伽引導音樂，調節呼吸，隨着瑜伽語音引導進行深沉的呼吸，想像美好的景色，觀想身體的每一個部位，漸漸進入瑜伽冥想狀態。最好採用瑜伽「屍解」姿勢，此時入睡應該是很容易的事情。

第四章
防治呼吸系統疾病瑜伽套餐

「啊嚏！」完了，又感冒了，還有感冒後期無休止的咳嗽，我該怎麼辦呀？

這是許多人都有的麻煩。其實，感冒、咳嗽都是可以預防的。除了注意冷熱調節、保證休息、服用藥物、均衡飲食外，我們還可以透過練習瑜伽，促進血液循環，提高機體免疫力，從而達到防病治病的目的。下面這套瑜伽體位對防治呼吸系統疾病非常有效。讓我們嘗試一下吧！

半蓮花單腿背部伸展式
(Ardha Baddha Padma Paschimottanasana)

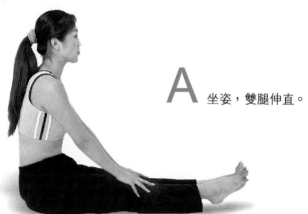

A 坐姿，雙腿伸直。

B

屈右膝，右脚放到左大腿根處。
呼氣，右手繞過後背盡量向前抓
住右脚趾，脊柱挺直伸展，保持
10秒。

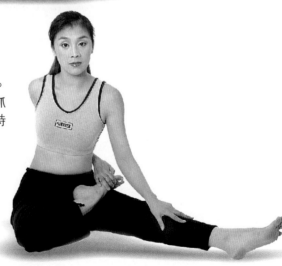

功效：有助消化，滋養生殖系統，糾正駝背，拉伸脊柱及腿
部，使形體優美。

C

伸出左手，抓住左腳大腳趾。

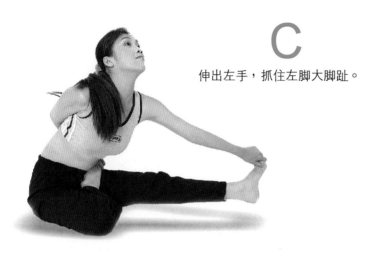

D

呼氣，上身前俯，身體及面部盡量
觸到左腿。均勻呼吸，保持 30 秒。

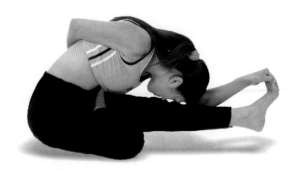

E

吸氣，恢復坐姿。

換另一側重複做。

2 山式
(Parratasana)

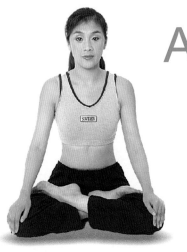

A 蓮花坐或普通盤坐。

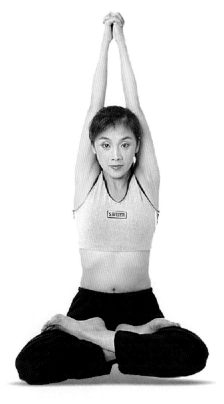

B

伸直雙臂高舉過頭，十指交握。

功效：消除雙肩、臂酸痛和僵硬，使胸部美麗。

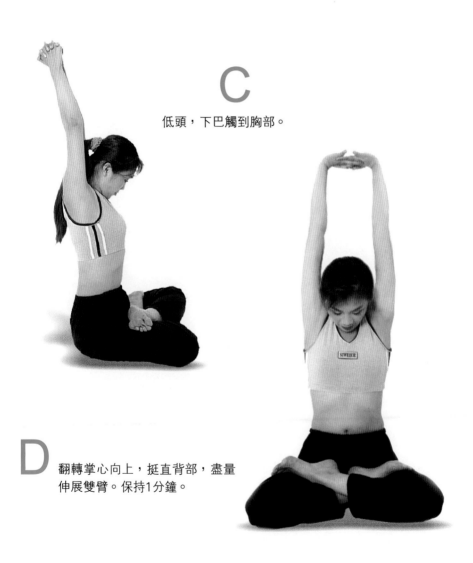

C

低頭，下巴觸到胸部。

D

翻轉掌心向上，挺直背部，盡量
伸展雙臂。保持1分鐘。

交替雙腿重複做。

3 駱駝式（Ustrasana）

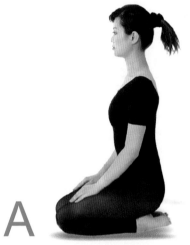

A 日式跪坐，雙手自然放在大腿上。

B 小腿不動，上身直立，雙手放在體側。

功效：大大伸展腿、腹、頸等各部位肌肉，刺激脊柱和脊柱神經，促進血液循環，調整和按摩腰、腹部各內臟器官，因而能幫助消除大腿脂肪，有效地促進胸肌、乳房的發達和豐滿，防止乳房下垂，治療乳腺增生，矯正不良體態，治療駝背、美化下巴線條。還有助於消除頭痛、肩酸、失眠。防止肌肉鬆弛，矯正不良姿勢、增強甲狀腺機能。

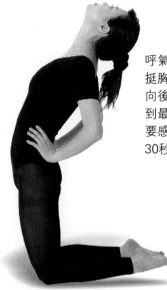

D

呼氣，左右手先後抓住腳跟，伸展下巴，盡量挺胸。呼氣的同時，身體及頭頸部盡力向上、向後伸展，眼仰視後方，胸部高高挺起。當仰到最大限度時，把氣全部呼出。在這一過程中要感受頸部、胸部和腹部慢慢地在伸展。保持30秒鐘。

C

吸氣，兩手扶在腰部，輕輕將脊柱向後彎曲，伸展大腿的肌肉。

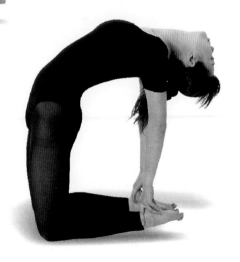

E

吸氣還原，調息 5 秒鐘左右。

以上動作重複做3次。

榻式 (Paryankasana)

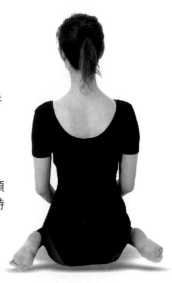

A 日式跪坐開始，兩脚向兩側分開，兩膝併攏，臀部放在兩脚之間。

B 呼氣，同時手扶雙脚，上身慢慢向後倒，頭頂觸地，挺起胸部和腰部。均勻呼吸，保持1分鐘。

C

D 吸氣，慢慢起身。

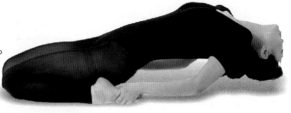

功效：這個動作從跪坐的動作開始，躺下之後與仰臥的姿勢類似，祇是雙腿叠壓在身下或體側。能鍛鍊頸部肌肉，調整甲狀腺和副甲狀腺，對於因甲狀腺亢進所導致的激動、失眠、心動過速有輔助治療效果。在做這個動作的過程中，腿部肌肉拉伸緊繃，可使雙腿修長健美。

5 倒箭式（Viparita Karni Asana）

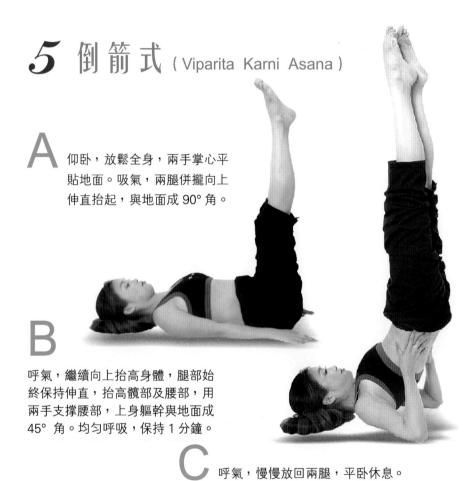

A 仰臥，放鬆全身，兩手掌心平貼地面。吸氣，兩腿併攏向上伸直抬起，與地面成 90° 角。

B 呼氣，繼續向上抬高身體，腿部始終保持伸直，抬高髖部及腰部，用兩手支撐腰部，上身軀幹與地面成 45° 角。均勻呼吸，保持 1 分鐘。

C 呼氣，慢慢放回兩腿，平臥休息。

注意：高血壓患者慎做。

6 仰臥放鬆功

功效： 這是一個非常重要的姿勢，能增加性控力，放鬆神經，美容養顏，還能治療多種疾病，如疝氣、消化不良、便秘、腸脹氣、月經病等。

飲食預防流行性感冒

1 每天喝一碗雞湯

有研究證明，喝雞湯能夠預防感冒和流行性感冒等上呼吸道感染性疾病。因為雞肉中含有人體所必需的多種氨基酸，營養豐富，特別是其中所含的半胱氨酸，可以增強機體的免疫力。此外，喝雞湯對感染後加速痊癒也有積極作用。

2 喝熱的薑湯

從中醫學的角度來看。冬季感冒許多為外感風寒型。薑有驅寒暖身的作用，特別是感冒初期非常適用。

3 吃大蒜、洋蔥

　　大蒜和洋蔥都是熱性食物，對改善體質有良好的作用。大蒜具有殺菌、殺毒功能。吃大蒜最好生食，因為生蒜具有抗病毒、提高機體免疫力的作用。大蒜中所含的具有增強免疫力功能的有效成分大蒜素，在加熱的過程中會失去功效。洋蔥也是一種天然的殺菌、殺毒食物，可以有效地抵抗病毒和細菌。鼻塞時，也可把生蒜切成塊，放到一側鼻孔，可以緩解鼻塞。

4 多吃富含維生素C的食品或維生素C片劑

　　維生素C是人體不可缺少的元素，它可以降低毛細血管通透性，使之成為一個屏障，阻止病毒進入人體組織，保護機體器官。維生素C含量較高的食品有綠葉蔬菜、番茄、菜花、青椒、柑橘、草莓、獼猴桃、西瓜、葡萄等。維生素C在加熱過程中會大量流失，最好生食這些食品。

飲食預防流行性感冒

5 多吃含鋅食物

　　鋅是人體不可缺少的微量元素，人體中許多種酶必須有鋅參與才能發揮作用，對調節免疫功能十分重要。此外，它還有另一個功能，就是抗感染。有研究證實，每天攝入50～100毫克的鋅，就可以預防流感。海產類、瘦肉、粗糧和豆類食品都富含鋅。

6 預防感冒茶

　　將板藍根 50 克、大青葉 50 克、金銀花 30 克、野菊花 30 克放入杯中，用沸水沖泡，溫熱時飲用，可多次沖泡。功效：清熱解毒。特別適合預防流行性感冒及流行性呼吸道感染。

第五章
强壮筋骨瑜伽套餐

你知道嗎？人體骨骼在25歲左右骨量達到最高峰，35歲左右人體開始老化。特別是女性，由於月經和生產等造成血鈣流失、運動量少等原因，在以後 5~10 年中，女性可能流失 1/3 的骨量，出現骨質疏鬆、骨折、駝背、全身酸痛等症狀。不要以為單純補鈣就可以預防上述症狀，更重要的是應透過運動，增強影響骨細胞的腺體分泌，促進骨細胞生長的激素，如副甲狀腺素、甲狀腺素、生長激素等，來提高骨的建設。

瑜伽體位法的作用就是由擠壓腺體，增強腺體活力抑制其老化，使之正常分泌激素（當然包括促進骨細胞生長的激素），達到減緩衰老，防病治病的目的。

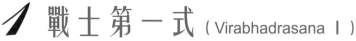

戰士第一式（Virabhadrasana Ⅰ）

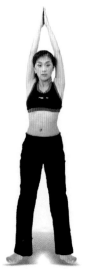

A 站立，分開雙腿與肩同寬。吸氣，雙手合十舉到頭頂。

B 呼氣，將右脚和軀體向右方轉90°。左脚向同方向略轉過來。

注意：心臟衰弱者不宜練習。

功效：減少腹部脂肪，增强平衡功能，消除疲勞。

腰背痛

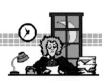

　　腰背痛可分爲急性與慢性兩種：急性腰背痛會突然來襲而且有劇痛，它是因爲你勉强去做某事或不正確的用力所導致，這種痛可能來自腰背部的肌肉扭傷；慢性腰背痛則是姿勢不良或疲勞造成，它們酸痛難耐而又不會很快緩解。從中醫的角度看，腰背痛多與腎虛有關。現代都市人群很少體育活動以及長期坐姿工作，都是導致腰背痛的主要原因。

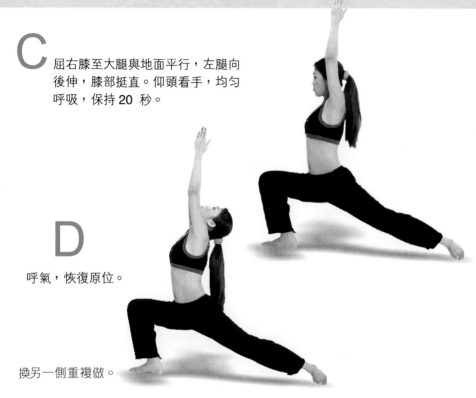

C 屈右膝至大腿與地面平行，左腿向後伸，膝部挺直。仰頭看手，均勻呼吸，保持 20 秒。

D

呼氣，恢復原位。

換另一側重複做。

注意：這是一個強度很大的姿勢，心臟衰弱者不宜。

 腰背痛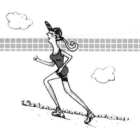

專家認爲，運動是慢性腰背痛患者最佳的選擇。透過練習瑜伽體位法，可以強化腰背部肌肉，輔助按摩腰背部的神經叢，促進血液流暢，對腰背部的長期保健大有好處。

2 前伸展式 (Purvottanasana)

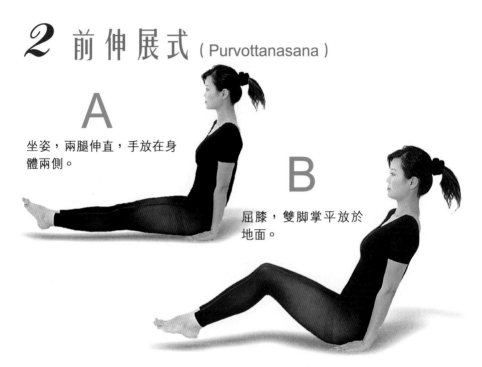

A

坐姿，兩腿伸直，手放在身
體兩側。

B

屈膝，雙腳掌平放於
地面。

功效：消除疲勞，美化胸部，增加血液循環。

頸椎病

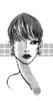

頸椎病是由於頸椎增生，從而直接或間接壓迫頸神經根、頸部椎動脈或交
感神經所出現的一系列綜合症。導致本病的原因可以歸結爲兩種：
●外部的各種急慢性損傷。

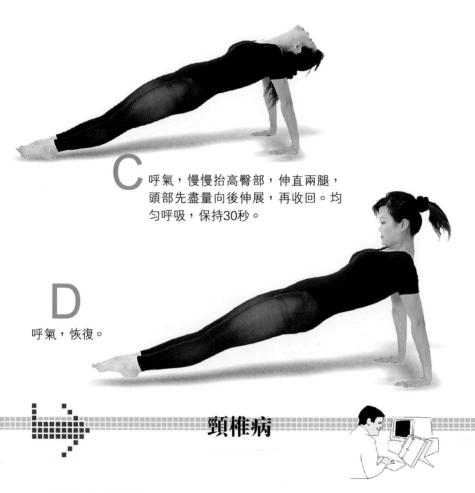

C 呼氣，慢慢抬高臀部，伸直兩腿，
頭部先盡量向後伸展，再收回。均
勻呼吸，保持30秒。

D 呼氣，恢復。

頸椎病

⚫頸椎內部的蛻變。

　　頸椎的椎間盤從30歲開始逐漸老化。頸椎病不僅會導致頸部活動不適，嚴重的會造成上、下肢麻木無力，甚至癱瘓。

　　預防方法是加強頸部鍛鍊，按摩穴位或練習瑜伽體位法，避免受涼以及長時間低頭勞作。

3 狗伸展式 (Urdhva Mukha Svanasana)

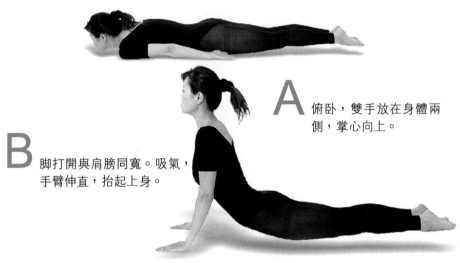

A 俯臥，雙手放在身體兩側，掌心向上。

B 腳打開與肩膀同寬。吸氣，手臂伸直，抬起上身。

功效：可以美化頸部線條、增強手臂力量，避免雙下巴及頸部
肌肉鬆弛，強化甲狀腺，氣管功能，預防感冒。

關節炎

　　人體的膝蓋、手腕、肘部、手指、腳趾、臂部、肩膀均有可能出現關節炎。關節炎包括骨關節炎和風濕性關節炎兩種。骨關節炎指關節因磨損和破裂而老化，同時涉及到骨頭末端的軟骨組織變質，這種情況一般發生在40歲以後；風濕性關節炎指圍繞關節潤滑液的滑膜、軟骨、關節內及附近的組織出現炎症，造成關節間空隙變窄、彎折及黏合。這種情況常見於40歲以下的人群，包括年幼的兒童。

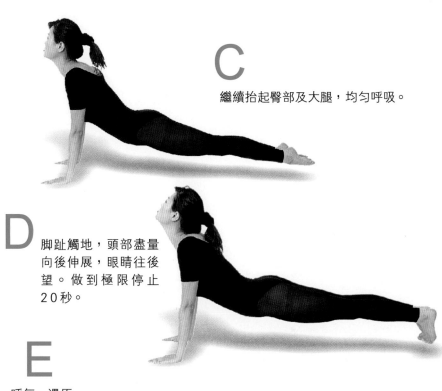

C

繼續抬起臀部及大腿，均勻呼吸。

D

腳趾觸地，頭部盡量向後伸展，眼睛往後望。做到極限停止20秒。

E

呼氣，還原。

關節炎預防措施

● 減輕體重，將大幅度地緩解脊椎、膝蓋、臀部、腳踝的壓力，減少關節的磨損程度；

● 加強針對關節的各項運動，如瑜伽體位法，可鍛鍊各處關節，同時增加身體的柔韌程度。

4 蛙式（Bhekasana）

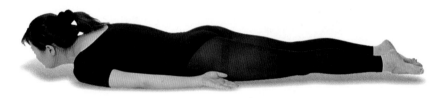

A 俯臥，手心向上。

 功效：治療跟骨刺和膝部風濕，使雙腿修長、柔韌。

椎間盤突出

　　椎間盤位於每兩個椎骨之間，好像是墊在椎骨之間的襯墊，富有彈性，有減少震動的作用。椎間盤由於年齡增大或背部過於勞損（身體長期保持同一個姿勢）而開始老化，它會在擠壓下被擠出外層，壓迫附近的神經造成疼痛。任何一個椎間盤都可能會突出，但在腰背部的椎間盤特別容易突出。椎間盤突出發生在頸椎時，頸部會扭曲，你可能會突然從夢中痛醒，你的一雙手臂也會有麻木或刺痛的感覺；如果椎間盤突出發生在背部下邊，可能出現坐骨神經痛的症狀。

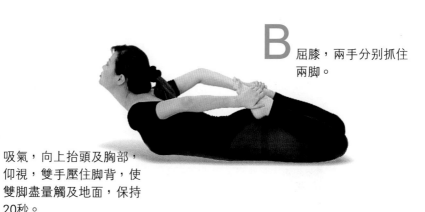

B 屈膝，兩手分別抓住兩腳。

C 吸氣，向上抬頭及胸部，仰視，雙手壓住腳背，使雙腳盡量觸及地面，保持20秒。

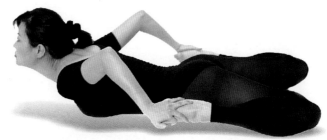

D

呼氣，恢復俯臥姿勢，休息。

椎間盤突出

【防治措施】

● 注意勞動姿勢：避免長久坐姿、彎腰和過度負重，注意勞動保護；

● 練習瑜伽：小兒式、下半身搖動式、增延脊柱伸展式。長期練習，都能得到有效的預防作用。

5 側角轉動式（Parivrtta Parsvakonasana）

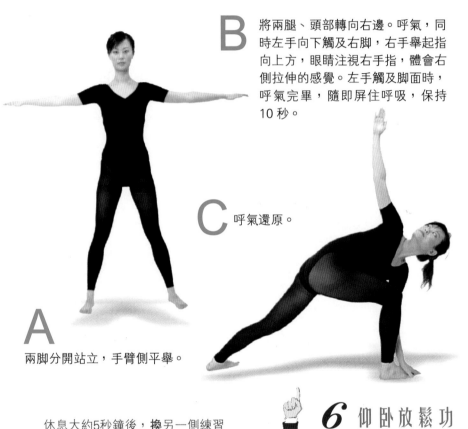

B 將兩腿、頭部轉向右邊。呼氣，同時左手向下觸及右脚，右手舉起指向上方，眼睛注視右手指，體會右側拉伸的感覺。左手觸及脚面時，呼氣完畢，隨即屏住呼吸，保持10秒。

C 呼氣還原。

A 兩脚分開站立，手臂側平舉。

休息大約5秒鐘後，**換另一側練習**

6 仰臥放鬆功

注意：孕婦在懷孕六個月後不應再練此式。

功效：治療頸部以及肩關節部位的疼痛。患有頸椎僵直症的患者練習這個姿勢，能獲得極佳的療效。能幫助消除腰圍區域贅肉和健壯髖部肌肉，加強神經系統，使得脊椎骨骼柔韌，提高精力集中的能力。

第六章
强壯心腦血管系統瑜伽套餐

「三高」（高血壓、高血脂、高血糖）是現代社會健康的三大殺手。隨着生活水準的提高，人們的飲食結構已發生了很大的變化，肥胖的人越來越多。心腦血管疾病已成爲最常見的疾病之一，嚴重地危害了我們的健康。預防心腦血管疾病，除了由合理的飲食結構，避免肥胖，減少心臟負擔，還要注意堅持每天進行有氧運動，增加機體代謝和血液循環，減少脂肪。

瑜伽體位法除燃燒多餘的脂肪、增加血液循環、加強心肺功能外，還可使主管內分泌系統的腺體分泌正常，有許多肥胖就是因爲內分泌系統失調造成的。練習瑜伽能舒緩緊張的神經，使心境變得平和（我們知道，壓力也是造成心腦血管疾病的主因之一），從而預防心腦血管疾病。

摩天式（Tadasana）

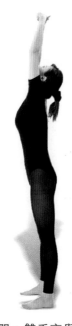

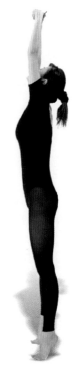

A

自然站立，兩腳略分開，雙手高舉過頭，十指交叉，眼睛注視手臂。

B

吸氣，腳跟抬離地面，向上伸展全身，保持幾秒。呼氣，腳跟緩慢着地，重複6次。

功效：增強腸臟功能，治療便秘，伸展全身。

高血壓

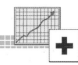

　　高血壓、高血脂、高血糖是現代社會健康的三大殺手。導致血壓增高的原因很多，主要的原因是動脈硬化和動脈粥狀硬化。

　　在動脈硬化症中，由於動脈變硬且收縮，迫使血液通過狹窄的通道，因而導致血壓上升。

2 摩天式變體 (Tadasana)

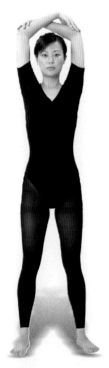

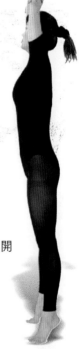

A

屈臂交叠，高舉過頭。

B

慢慢吸氣，脚跟抬高，離開
地面，身體保持直立。

功效同摩天式

高血壓

在動脈粥狀硬化症中，由於血管受膽固醇沉積的阻塞，導致血流流通困
難，血壓升高。其他因素也會導致血壓升高、如吸烟、精神壓力、肥胖、食用
過多刺激物質（咖啡或茶）、攝取過多的鈉等。

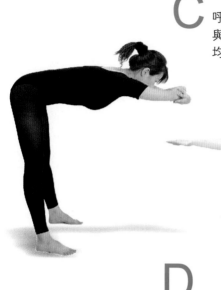

C 呼氣，身體前俯，使上身
與地面平行，雙腿伸直，
均勻呼吸，保持1分鐘。

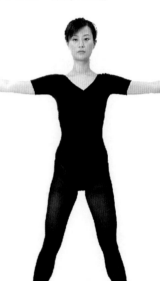

D

吸氣，慢慢起身，並抬起
腳跟，向上拉伸全身。然
後呼氣，腳跟落地，放下
兩臂，放鬆全身。

 高血壓防治措施

🔵控制體重：體重超過理想值的20%即是肥胖的開始。但肥胖者無需減去所
有超出的體重以降低血壓。一項研究顯示，肥胖的高血壓患者僅需減半超重的
部分，即可達到正常血壓，即使他們仍然具有胖子的外觀。

🔵進行有氧運動：旨在迫使血管舒張，以降低血壓。但應避免舉重等旨在鍛
鍊肌肉的運動。

3 卧英雄式 (Supta Virasana)

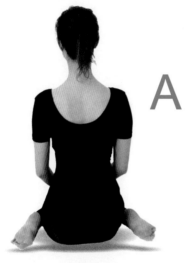

A

跪坐，兩腳向兩側分開，臀部盡量坐到地上。

✔ 功效：舒緩腿部，減輕因長時間站立或運動引起的腿痛，防止腿病。

 ## 高血壓防治措施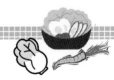

● 控制飲食：避免食用高脂肪、多鹽食物，選擇吃素，多喝果汁，多攝取纖維素。

● 練習瑜伽：可幫助你樹立正確的飲食觀念。冥想和深長的呼吸可以幫助放鬆心情，體位法可以幫助分泌正常的激素，調劑機體的功能。

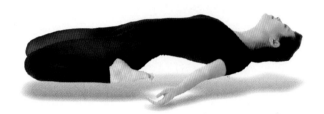

B 呼氣，手扶地面，慢慢將身體放平。

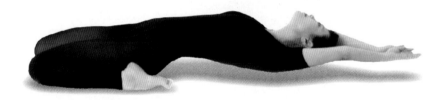

C 兩臂向上伸直至頭上方，放鬆全身，深呼吸，保持20秒或更長。

D

吸氣，雙臂支撐身體坐起。

4 單腿交換伸展式 (Janu Sirshasana)

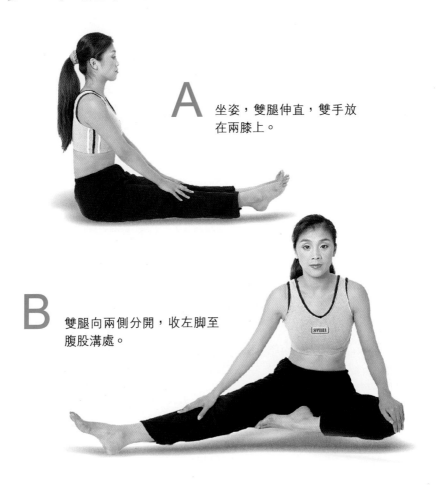

A 坐姿，雙腿伸直，雙手放在兩膝上。

B 雙腿向兩側分開，收左腳至腹股溝處。

功效：有效消除腰部多餘脂肪，促進消化，並能根除女性性功能失調的毛病。

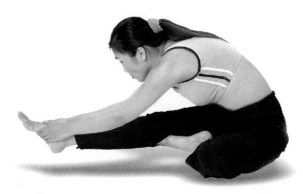

C 雙手抓住右脚，吸氣，同時
挺腰背。呼氣，向前俯身，
上體及面部盡量觸及右腿，
保持10秒。

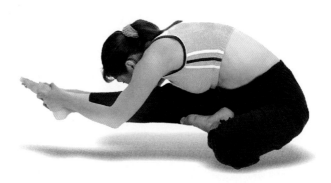

D 吸氣，慢慢抬起上身，恢復到坐姿。

換另一側練習。

5 增強精力呼吸功

(Surya Bheda Pranayama)

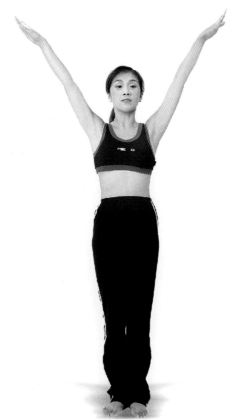

A 站立，用腹式呼吸，深吸氣，慢慢
抬起雙臂至頭上方。

B 深呼氣，緩慢放下雙臂。反
覆做10次。

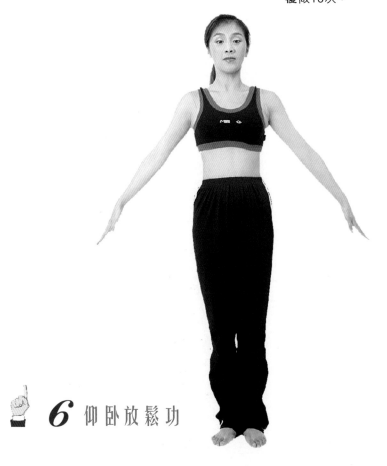

 6 仰臥放鬆功

功效：減輕疲勞及克服大腦缺氧，增加血液循環，放鬆心情。

第七章
對女性有益的瑜伽套餐

　　現代女性在社會和家庭中肩負着比以往更重要的角色，除了和男性一樣工作外，還要擔負生兒育女的責任，擔心　容顏蒼老　，女性的壓力並不比男性小，所以更應該關愛女性的健康。在女性一生中，卵巢起着重要的作用，是女性重要的內分泌腺體之一，其主要功能是分泌女性激素和產生卵子，分泌雌激素和孕激素，主管月經。同時雌激素能促進女性生殖器官、第二性徵的發育和保持，可以說女性能煥發青春活力，卵巢的作用功不可沒。

　　瑜伽功可以擠壓、按摩卵巢及其他器官，增加其血氧供應，起到滋養強壯，延緩衰老的目的。舒緩的瑜伽功適合任何年齡的女性修練，下面這套對女性有益的瑜伽套餐，一定會對妳有所幫助。

半 艦 式 （Ardha Navasana）

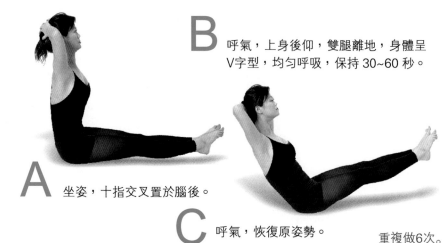

B 呼氣，上身後仰，雙腿離地，身體呈V字型，均勻呼吸，保持 30~60 秒。

A 坐姿，十指交叉置於腦後。

C 呼氣，恢復原姿勢。

重複做6次。

功效：減少腹部脂肪，增強背部、腹部、腿部力量，增強身體協調性。

吸烟對月經的影響

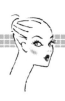

　　科學家經過試驗發現，香烟內的主要成分尼古丁類物質，可以特異性地抑制卵巢顆粒細胞芳香化酶的活性。芳香化酶是卵巢雌激素合成過程中不可缺少的酶，它的作用被抑制後，就可使雌激素的生成減少。長期或大量吸烟，婦女體內的雌激素將出現不足，其不足的程度則與吸烟多少有關。雌激素的缺乏不僅影響女性子宮、輸卵管、陰道等生殖器官及乳房、陰毛等第二性徵的發育，還直接影響到卵巢卵泡生長發育成熟，影響正常月經來潮，可能引起月經稀少，甚至閉經，並由此而影響生育功能。

2 貓伸展式 (Marjariasana)

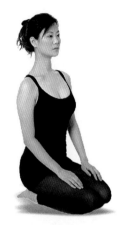

A

日式跪坐，臀部放在脚跟上，上身挺直。

功效： 這個姿勢摹仿貓的脊柱彎拱動作，可使脊柱更有彈性，

補養和增強神經系統，改善血液循環，消除腹部多餘脂肪，增強消化功能。對於月經期間的婦女可以消除月經痙攣，治療白帶過多和月經失調。產後做可幫助子宮復位。

吸烟對月經的影響

長期吸烟的婦女，由於雌激素減少，可使生殖器官提前萎縮而導致絕經年齡提前，並使絕經後骨質疏鬆加重。科學家們透過試驗證明，香烟中尼古丁的影響停止吸烟後可以減輕或消除。因此，爲防止吸烟對月經的有害影響，建議婦女不要吸烟，已經吸烟的婦女也應戒烟，只有這樣才能使月經等女性内分泌功能保持正常。

B

雙腿不動，上身直立，與地面基本垂直。

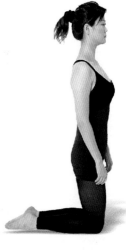

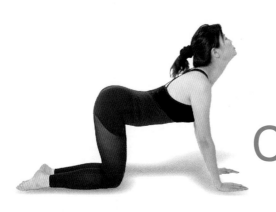

C

雙腿不動，上身前俯，雙手和雙膝着地，手臂和大腿與地面基本垂直。吸氣，抬頭，聳臀，腰部下陷，保持 6 秒。

D

呼氣，垂頭，背部拱起，保持 6 秒。

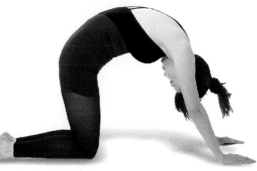

重複上述凹背和拱背姿勢10次。

3 雙腿背部伸展式（Pash Chimottanasana）

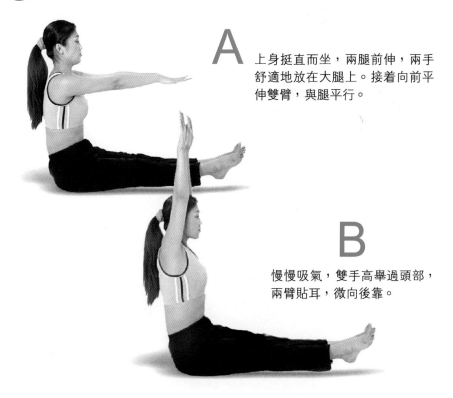

A

上身挺直而坐，兩腿前伸，兩手
舒適地放在大腿上。接着向前平
伸雙臂，與腿平行。

B

慢慢吸氣，雙手高舉過頭部，
兩臂貼耳，微向後靠。

功效：這是強健男性性功能的一個經典動作。它透過拉伸延展
背部，擠壓體內的胃、肝、腎、脾和大小腸，改善消化
和排泄，對治療痔瘡、便秘和腎臟、肝臟的毛病都有益
處。身體前傾壓低，使心臟得到按摩，有助於調整腦下
垂體，向骨盆輸送額外的充氧血液，從而使子宮、膀胱
和前列腺充滿活力，可治療陽痿，加強性功能。

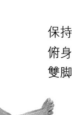

C

保持雙臂高舉，一邊呼氣，一邊向前俯身。兩手儘可能遠地去抓住小腿或雙腳，但不要勉強。

D

兩肘向外和向下彎曲，藉此將軀幹拉近你的雙腿，以拉到舒適爲限。臉部儘可能的靠近雙腿。

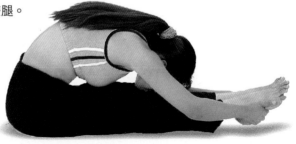

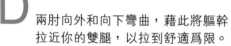

月經不調及防治措施

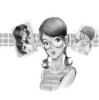

　　月經過多和過少、週期過長和過短都屬於月經不調，它會導致缺鐵性貧血，是婦科的常見病。正常月經有賴於大腦皮質、丘腦下部、垂體、卵巢、子宮功能的相互協調，其中任何一環發生異常，都會導致月經失調。另外，子宮肌瘤、盆腔感染、避孕不當也會導致月經不調。

4 束角式（Baddha Konasana）

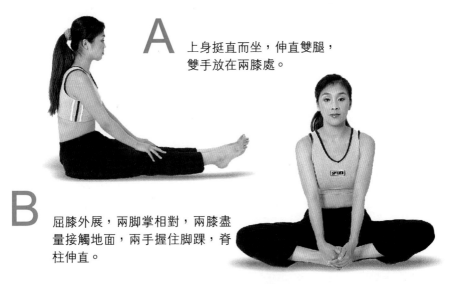

A 上身挺直而坐，伸直雙腿，雙手放在兩膝處。

B 屈膝外展，兩腳掌相對，兩膝盡量接觸地面，兩手握住腳踝，脊柱伸直。

功效：長期站立者，做此練習可防治靜脈曲張、坐骨神經痛，防止疝氣，滋養生殖器官。孕婦可每天練習，有利於順利分娩。

月經不調及防治措施

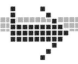

⬤ **防止經期受寒**：避免經期冒雨涉水，避免各種形式的小腹受寒；

⬤ 多吃含有鐵和滋補性的食物，如烏鷄、羊肉、青蝦、黑豆、海參、胡桃仁等；

⬤ 練習瑜伽，調整好心態，盡量使生活有規律。

C

呼氣，向前俯身，直到頭觸到地面。
均勻呼吸，每次呼氣，上身盡量下
沉，保持1分鐘。

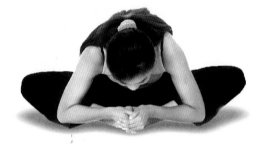

D

吸氣，恢復原位，休息。

痛 經

　　凡在經期前後和經期中發生的下腹部疼痛稱爲痛經。世界上有將近半數的婦
女經常受痛經的干擾，其中有10%的人每個月會痛上1~2 天。研究人員發現，痛
經婦女的前列腺激素含量比其他婦女高。前列腺激素是由子宮內膜細製造的，這
就是避孕藥丸能減輕痛經的原因，因爲，它減少了子宮內膜細胞的增生。而雌性
激素促使子宮內膜細胞的增長，因此，我們只要使荷爾蒙每個月的高低變換不太
大，子宮內的變化不那麼強烈，痛經的現象自然會減輕。

5 蛇伸展式（Bhujangasana）

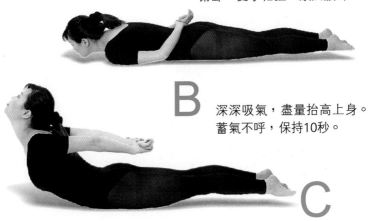

A
俯臥，雙手相握，放於腰部。

B
深深吸氣，盡量抬高上身。
蓄氣不呼，保持10秒。

C
呼氣，上身慢慢放回地面。

功效：補養脊柱，解除便秘對你的困擾，對於糾正女性的月經
✔ 失調等毛病也很有效。

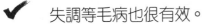

痛經防治措施

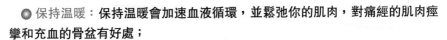

　●保持溫暖：保持溫暖會加速血液循環，並鬆弛你的肌肉，對痛經的肌肉痙
攣和充血的骨盆有好處；

　●經常運動：特別是在經期前的走路或其他活動有助於減輕疼痛；

　●練習瑜伽：由體位法調節內分泌系統，使雌性激素分泌正常。

6 魚式（Matsyasana）

A 仰卧，右脚放到左大腿上，雙手扶脚，呼氣，頭頂着地，拱背抬胸，注意力放於腰椎、胸椎、腹部，下巴和頭盡量後仰，做到極限以後，静止 10 秒後呼氣，還原休息。

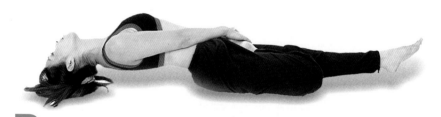

B 也可雙腿互盤，雙臂交叠放**於**腦後完成此動作，效果更佳。

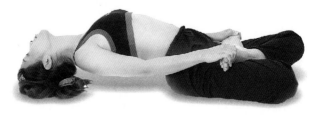

重複做4次。

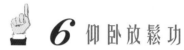

6 仰卧放鬆功

功效：治療氣管炎、便秘、痔瘡、月經失調。可以矯正頸椎歪斜、貓背，擴大胸圍，表現頸線美，促進內臟機能和荷爾蒙分泌，解除頭痛、失眠。

第八章
對男性有益的瑜伽套餐

一般看來，男子較女子身高肩寬、力壯氣足、肌肉结實，因此，不少人認爲，男性比女性剽悍、健壯。但隨着醫學的不斷發展，越來越多的資料表明，男性不但不比女性健壯，而且患病的機會也多於女性，壽命普遍短於女性。據有關部門統計，大約有30多種疾病，諸如心臟病、糖尿病、胃潰瘍、色盲、禿髮、癬瘡等，都是男性多發症。緊張的工作和多彩的生活使男性更容易透支健康，出現乏力、頭痛、食慾不佳、失眠、心悸、肥胖、陽痿等症狀。下面這組對男性有益的瑜伽套餐，是針對男性朋友定製的，它主要透過瑜伽體位法調節內分泌系统，特別是增强腎臟功能，加强神經系统和消化系统等。

◢ 坐角式（Upavistha Konasana）

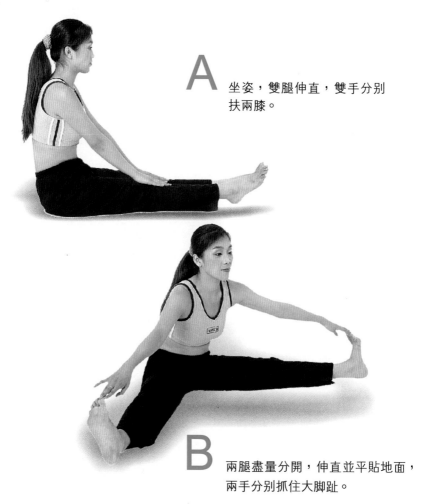

A 坐姿，雙腿伸直，雙手分別扶兩膝。

B 兩腿盡量分開，伸直並平貼地面，兩手分別抓住大脚趾。

功效：調整月經失調，刺激卵巢功能，延緩衰老，防治疝氣。

C 呼氣，伸直脊柱向下俯身，前額盡量觸地。柔韌性好的話，還可抬頭，下巴觸地。均勻呼吸，保持30秒。

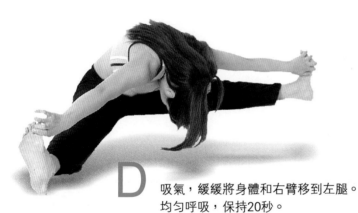

D 吸氣，緩緩將身體和右臂移到左腿。均勻呼吸，保持20秒。

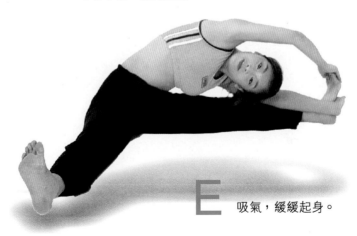

E 吸氣，緩緩起身。

同法，做另一側。

2 增延脊柱伸展式 (Uttanasana)

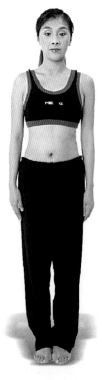

A 挺身站立。

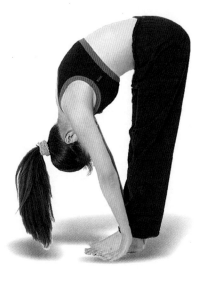

B 保持兩腿伸直，呼氣，向前彎身，
雙掌掌心盡量貼地。深呼吸幾次，
每次呼氣盡量使身體向下，雙手盡
量觸地，保持 1 分鐘。

功效：強壯雙腎，養顏，緩解痛經以及腦疲勞，恢復精力。

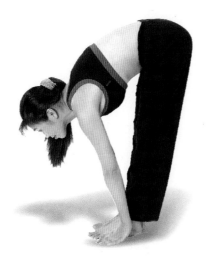

C

吸氣，抬頭，感覺脊椎的伸展，深呼吸幾次。

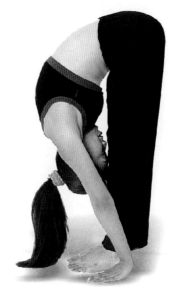

D

呼氣，上身與臉部盡量靠近雙腿。保持 30 秒。

E

吸氣，慢慢垂頭起身，放鬆全身。

3 頭倒立式 (Headstand)

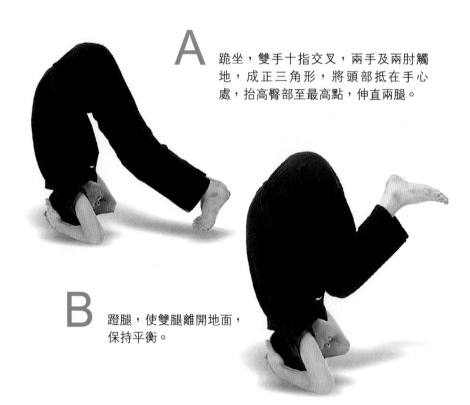

A 跪坐，雙手十指交叉，兩手及兩肘觸地，成正三角形，將頭部抵在手心處，抬高臀部至最高點，伸直兩腿。

B 蹬腿，使雙腿離開地面，保持平衡。

注意：高血壓、心臟病、眩暈、心悸、血栓、近視、頭部損傷患者不宜做。

功效：此式是瑜伽姿勢中最重要的姿勢之一。它能增強腦活力，美容養顏，消除失眠、記憶衰退、脫髮等病癥，防治感冒、口臭、便秘、痔瘡、打嗝、靜脈曲張等。

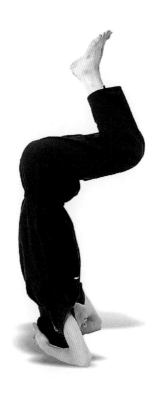

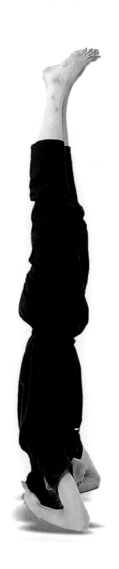

C 伸直雙腿，使身體與地面垂直，均勻呼吸，保持數十秒。隨着熟練程度的增加，可適當延長倒立時間。

D 呼氣，放下兩腿，跪坐，頭伏在兩拳上休息。

4 蹲式 (Utthanasana)

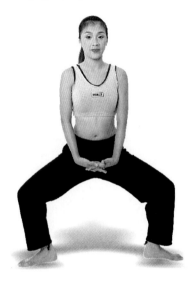

A

站立，兩臂放鬆。然後雙手交叉，分開雙腿，比肩略寬，兩腳盡力向外展開，屈膝，呼氣，身軀略微下沉。勻速呼吸，保持10秒。吸氣，恢復站立姿勢。

✔ 功效：收縮大腿內側肌肉，有助男性加強性控制力。孕婦練習有利於分娩。

男性健康標準

世界衛生組織規定了衡量一個人是否健康的十大準則，這就是：

1. 有充沛的精力，能從容不迫地擔負日常生活和繁重工作，而且不感到過分緊張與疲勞。

2. 處事樂觀，態度積極，樂於承擔責任，事無大小，不挑剔。

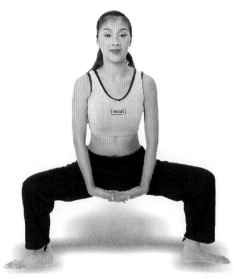

B

第二次呼氣，身軀再次下降保持大腿與地面平行。勻速呼吸，保持10秒。吸氣，恢復站立姿勢。

男性健康標準

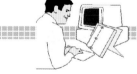

4. 應變能力強，能適應外界環境的各種變化。

5. 能夠抵抗一般性感冒和傳染病。

6. 體重適當，身體勻稱，站立時，頭、肩、臂位置協調。

7. 眼睛明亮，反應敏捷，眼瞼不易發炎。

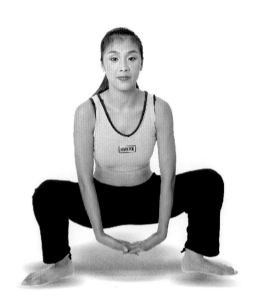

C 第三次呼氣,身軀再一次下降,上
身儘可能達到最低。勻速呼吸,保
持10秒。吸氣,恢復站立姿勢。

重複 做6~12次。

男性健康標準

　9. 頭髮有光澤,無頭屑。
10. 肌肉豐滿,皮膚有彈性。

5 輪式 (Chakrasana)

A 仰臥，兩腿伸直併攏，兩手置於體側，掌心向下。

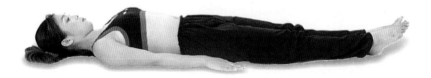

B 雙膝彎曲，使小腿與大腿相接觸，雙手翻轉置於肩旁，與兩肩緊密接觸，手掌貼地，指尖朝向腳的方向。

✔ 功效：這個姿勢以倒轉伸張的方式調整脊椎整體功能，使脊椎富有彈性。滋養和增強腹部各肌肉，強化各臟腑的功能。強化胸部，健腰，去除腹部贅肉。增強腎上腺及胸腺功能。對女性很有益處。

C

吸氣，利用手掌及脚掌的力量，將身體及頭部往上拱起，使身體外形像輪子。

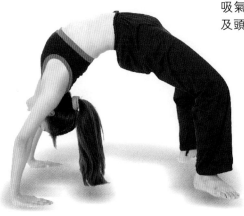

D

調整手脚之間的距離使之盡量縮短。自然呼吸，保持此姿勢30秒鐘。緩緩將身體放下，恢復原來動作。

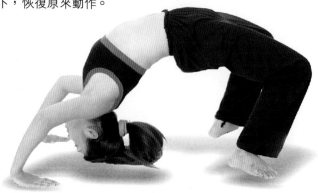

重複做4次。

6 犁 式（Halasana）

A

仰臥，放鬆全身，兩手掌心平貼地面。

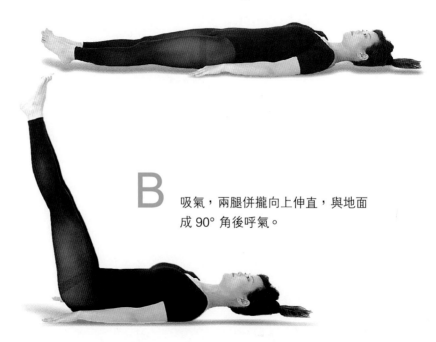

B

吸氣，兩腿併攏向上伸直，與地面成 90° 角後呼氣。

注意： 年老體弱、坐骨神經痛患者不宜做。

功效： 犁式是瑜伽的經典動作之一，它對整個脊柱神經網絡極為有益。脊柱兩側的32對神經在這個動作中能得到刺激，從而使各種背痛、腰痛得到控制。這個動作還能消除腰、腹部脂肪，滋養臉部和臟腑器官，治療頭痛、便秘、痔瘡、糖尿病、月經病、神經衰弱等。

C

兩腿繼續向頭後方向擺動至腳觸到
地面，腿部始終保持伸直。

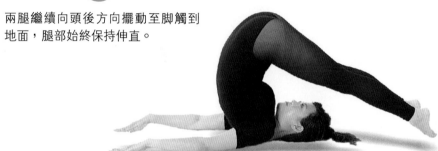

D

均勻呼吸，保持20秒。增加難
度：身體保持平衡，雙臂向頭
後方伸展。

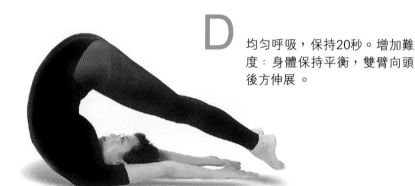

E

呼氣，慢慢還原兩腿及兩臂，
平躺休息。

 6 仰臥放鬆功

新聞：

30歲的人60歲的身體
北京青年體質正在下降

前幾天，在北京市某外企工作的莊先生對自己的體質狀況進行了測試。33歲的他這樣評價自己的測試結果：不測不知道，一測嚇一跳。臺階試驗滿分5分，我才得了1分，實在太差了。

據北京市東城區國民體質測試中心的工作人員介紹，臺階試驗屬於身體機能類測試，直接反映一個人的心肺功能狀況。如果一個年輕人的心肺功能良好，經過3分鐘的臺階試驗後，心肺應該很快恢復到正常狀態，而不是累得氣喘吁吁。令莊先生不滿意的測試結果還有：身高體重比不標準，表現是嚴重超重；下肢爆發力下降，表現是跳不高、跑不快、不靈活，表現是10公尺×4 往返跑成績一般……

東城區國民體質測試中心的一項統計數據表明，北京市有相當一部分青年的體質開始「預警」。該中心依據國家體育總局頒布的《中國成年人體質測定標準》第二套內

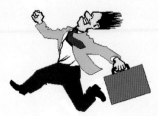

容，對近期參加過測試的949名青年受測者（18~35歲）的測評結果進行了分析評定。他們發現，在參加測試的青年中，有 3 成多（31.2%）的青年總體體質狀況剛剛合格，有近十分之一（9.7%）的青年總體體質狀況不及格。

　　該中心主任王龍分析認為，之所以會出現這種情況，與很多青年都認為自己年輕、身體好、用不着鍛鍊，或根本忽視體育鍛鍊有關。

　　王龍介紹說，近期國家體育總局公布的2000年國民體質監測結果表明，我國城市人口的身體素質正呈下降趨勢。特別是北京市人口的體質呈明顯下降趨勢，出現了「三高兩低」現象，即高血壓、高血脂、高膽固醇，肺活量低、體質降低。這都與平時不重視體育鍛鍊有關。

　　王龍建議年輕人平時多參加一些有氧運動、下肢力量及靈敏度的訓練，如快走、慢跑、跳繩、游泳、登山、打籃球、打羽毛球、跳健身操等，使體育鍛鍊生活化。

　　摘自《北京青年報》2002年1月18日

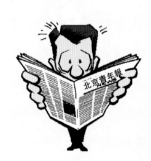

第九章
減肥塑身瑜伽套餐

  隨着生活水準的提高,「發福」者越來越多。許多人抱怨「該胖的地方不胖,不該胖的地方總長肉!」「減肥,怎麼越減越肥?」其實,許多人在減肥的問題上存在錯誤觀念區,在這一章裏,我們除了向大家介紹針對減肥塑身有效的瑜伽體位外,還要介紹一些減肥的正確方法,讓減肥變得輕鬆有效,事半功倍!

1 門閂式（Parighasasna）

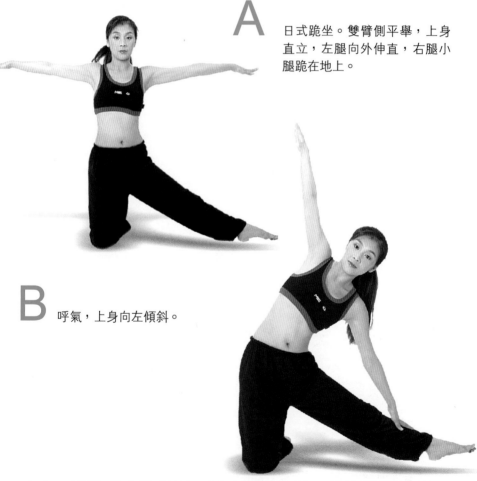

A 日式跪坐。雙臂側平舉，上身直立，左腿向外伸直，右腿小腿跪在地上。

B 呼氣，上身向左傾斜。

功效：消除背痛及僵硬，減少腰部脂肪，增強脊柱神經，延緩衰老。

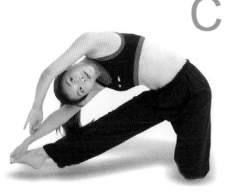

C 雙手盡量觸到左脚的脚趾，深呼吸數次，放鬆身體，感覺身體側面的拉伸，保持30秒。

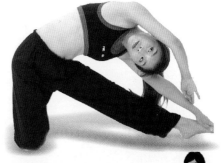

D 吸氣，慢慢起身，恢復到原位。

換另一側重複做。

成爲瘦美人的基本做法

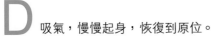

　　1.養成每日定時排便的習慣，這樣能够讓體內的毒素順利排出。有時候毒素的累積，也正是體重遲遲不降的原因。

　　2.遠離油炸食物，盡量吃蒸或是水煮的食品。因爲油膩的食物不僅含有N次方的超級熱量，也是健康的頭號殺手。

　　3.千萬不要一邊看電視(看書)一邊吃零食，因爲這樣會讓人不知不覺吃下3倍以上的食物。

　　4.對於吃不下的美食，千萬不要存有丟掉可惜的心態，別勉強自己硬吃下去。

　　5.每天晚上９點後絕不進食。如果你一直有吃宵夜的習慣，嘗試以水果、青菜或是高纖餅乾代替。記住一餐宵夜的熱量儲存等於你一天三餐的總和。

2 單腿跪伸展式
(Triange Mukhaikapda Paschimottanasana)

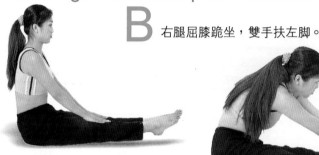

B 右腿屈膝跪坐，雙手扶左脚。

A 坐姿，雙腿伸直，雙手扶膝。

功效：減少腹部脂肪，促進消化。

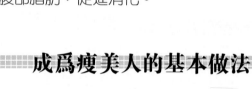

成爲瘦美人的基本做法

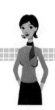

　　6.請不要以吃東西來抗壓，這樣不僅不利於健康，對於瘦身也是一大阻礙。

　　7.謝絕飲料，以白開水代替，因爲不管糖分多麼低的飲料，熱量都是很可觀的。

　　8.養成定時做運動的習慣，但不要太過激烈，或許一些輕鬆的伸展操，比劇烈的運動更容易堅持和有效。

　　9.請不要勉强自己斷食，或不吃喜愛的甜品，減少次數和分量，才不會產生暴飲暴食的現象。

　　10.千萬不要害怕承認自己肥胖的事實，勇於接受自己、喜歡自己，才能夠擁有正確的瘦身心理，做其他各種的減肥嘗試也才會成功。其實瘦身也是一種習慣，只要你堅持，你的身體就會不斷地完美。

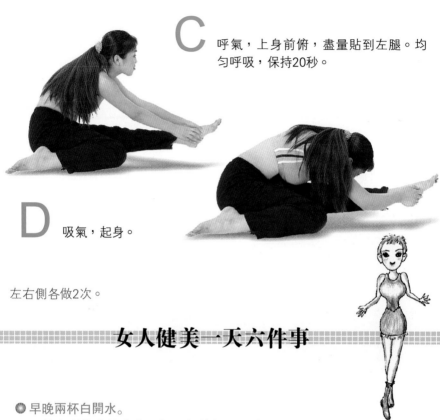

C　呼氣，上身前俯，盡量貼到左腿。均勻呼吸，保持20秒。

D　吸氣，起身。

左右側各做2次。

女人健美一天六件事

● 早晚兩杯白開水。

● 一片多種復合維生素。如果年齡超過30歲，爲延緩衰老的到來，維生素C、E是必須補充的。

● 一杯醋。每日三餐中食用醋可以延緩血管硬化的發生。

● 一杯酸奶。牛奶的補鈣效果優於任何一種食物，特別是酸奶，更容易被人體吸收。所以，女人應每天保證飲用1~2杯酸奶。

● 一瓶礦泉水。清洗臉部後仰臥，將礦泉水浸濕一塊乾淨的紗布，然後敷在臉上，待紗布變乾後再次浸濕，如此反覆，就等於給臉部做了一次微量元素的營養補充。

● 一個西紅柿。在水果和蔬菜中，西紅柿是維生素C含量最高的一種。每天至少保證吃一個西紅柿，可以滿足一天所需的維生素C。

3 直角式（Samakonasana）

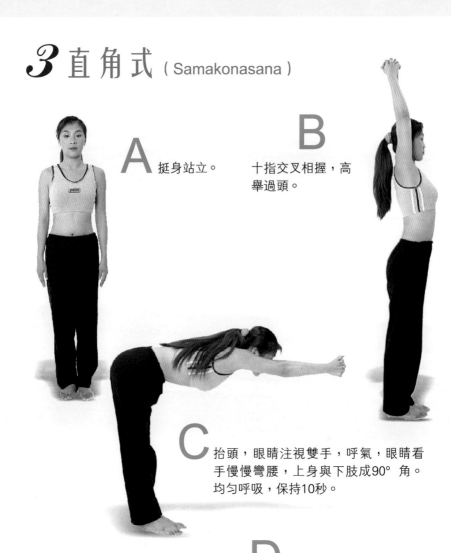

A 挺身站立。

B 十指交叉相握，高舉過頭。

C 抬頭，眼睛注視雙手，呼氣，眼睛看手慢慢彎腰，上身與下肢成90°角。均勻呼吸，保持10秒。

D 吸氣，起身。

重複做10次。

功效：糾正駝背，增強腎臟功能。

4 英雄式（Virasana）

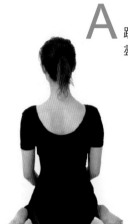

A 跪坐，兩脚向兩側分開，臀部盡量坐到地上。

B

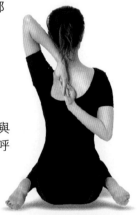

左臂高舉過頭，彎曲，右手與左手相握，頭頸挺直。勻速呼吸，保持1分鐘。

✔ 功效：消除腳跟痛，治療膝部風濕痛，防治肩周炎，擴展胸部。

減肥食品

1.海苔：海苔裏含有維生素A、B_1、B_2，還有礦物質和纖維素，對調節體液的平衡裨益良多，想纖細玉腿可不能放過它。

2.芝麻：提供人體所需的維生素E、B_1和鈣質，特別是它的亞麻仁油酸成分，可去除附在血管壁上的膽固醇。食用前將芝麻磨成粉，或是購買芝麻糊以充分吸收美腿營養素！

3.香蕉：卡路里有點高的香蕉，可以當正餐吃，它含有很多的鉀。脂肪與鈉却很低，符合美麗雙腿的營養需求。

4.蘋果：它是另類水果，其含鈣量比一般水果豐富，有助於代謝體內多餘鹽分。蘋果酸可代謝熱量，防止肥胖。

5 戰士第三式 （Virabhadrasana Ⅲ）

A 站立，左脚向前跨一大步，吸氣，雙手合十舉到頭頂。

B 呼氣，屈左膝，仰頭看手，均勻呼吸數次。

注意：心臟衰弱者不宜。

功效：減少腹部脂肪，增強平衡功能，消除疲勞。

減肥食品

5.紅豆：它含有石碱酸成分能加强腸胃蠕動，促進排尿，消除心臟或腎臟病引起的浮腫。另有纖維素，幫助排泄體内鹽分、脂肪等廢物，對美腿有百分百的效果。

6.木瓜：吃了太多的肉類，脂肪容易堆積在下半身。木瓜裏的蛋白分解酵素，番瓜素，可以幫助分解肉類。減低胃腸的工作量，讓肉感的雙腿慢慢變得有骨感。

7.西瓜：清凉的西瓜，擁有利尿元素，使鹽順利隨尿排出，對膀胱炎、心臟病、腎臟病也具療效。此外，它的鉀含量也不少，不可小看它修飾雙腿的能力哦。

8.蛋：蛋裏的維生素A，給你雙腿滑嫩嫩的肌膚，維生素B$_2$則可消除脂肪，其他的磷、鐵、維生素B$_1$都對去除下半身的贅肉，有不可忽視的功效。

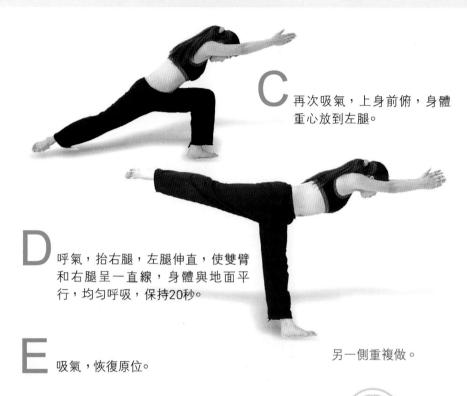

C 再次吸氣，上身前俯，身體重心放到左腿。

D 呼氣，抬右腿，左腿伸直，使雙臂和右腿呈一直線，身體與地面平行，均勻呼吸，保持20秒。

E 吸氣，恢復原位。

另一側重複做。

減肥食品

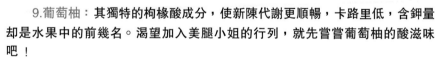

9.葡萄柚：其獨特的枸橼酸成分，使新陳代謝更順暢，卡路里低，含鉀量卻是水果中的前幾名。渴望加入美腿小姐的行列，就先嘗嘗葡萄柚的酸滋味吧！

10.芹菜：它有大量的膠質性碳酸鈣，容易被人體吸收，補充筆直雙腿所需的鈣質。芹菜對心臟不錯，又有充沛的鉀，可預防下半身浮腫的現象。

11.菠菜：多吃蔬菜可以使血液循環更活絡，將新鮮的養分和氧氣送到雙腿，恢復腿部元氣。怕腿部肌膚乾燥、提早出現皺紋，請學大力水手多吃菠菜吧！

6 克爾史那姿勢（Krsna）

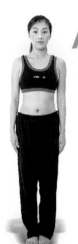

A 站立，兩手自然放於體側。

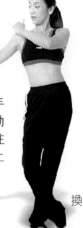

B 屈雙肘，左手掌心向裏，右手掌心向外，模仿吹笛子的動作，使雙手與嘴同高，眼睛注視雙手，屈右腿放在左小腿上方1~2寸處。保持1分鐘。

換另一側重複。

6 仰卧放鬆功

功效：鎮定神經，治療失眠，使姿勢優美，增強平衡能力。

減肥食品

12.花生：花生有維生素B$_2$「國王」的雅稱，高蛋白含量。除了能美腿，也是因蛋白質不足造成的肝臟病的健康食物。

13.獼猴桃：獼猴桃的維生素C很多，是眾所皆知的。其實它的纖維素含量也相當豐富，纖維吸收水分膨脹，避免過剩脂肪讓腿部變粗。

14.番茄：它有利尿以及去除酸痛的功效。長時間站立的美女，可以多吃番茄去除腿部疲勞。建議番茄盡量生吃，做成沙拉，果汁或直接吃都可以。經過烹飪後的番茄，營養會大量流失。

第十章
駐顏瑜伽套餐

　　每位女性都希望把青春留得時間長一些，並保持住迷人的魅力。做美容、加強飲食、注意睡眠、保持良好的心情等方法都很有益，但還有一項更重要的方法常常被我們忽略，那就是透過運動延緩衰老。運動能保持我們的活力，使臉色紅潤，精力充沛。這個方法簡單易行，非常廉價，只要每天抽出一些時間就可達到。下面這組駐顏瑜伽套餐，就是一種有效的運動。

1 橋式（Setu Asana）

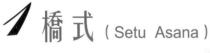

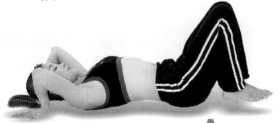

A 仰臥，併攏雙腿，屈膝，兩臂翻轉置於腦部兩側。脚掌、手掌平貼地面。

B 吸氣，抬高臀部及大腿，均勻呼吸。保持30秒。

重複做6次。

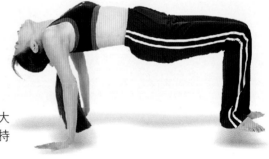

C 呼氣，慢慢放下臀部及大腿。

注意：女性經期及嚴重高血壓患者不宜做。

功效： 治療因久坐或長時間站立引起的腰髖部疼痛，促進全身血液循環，滋養性器官，減輕大腦疲勞，使臉色紅潤。

2 三角轉動式 (Parivrtta Trikonasana)

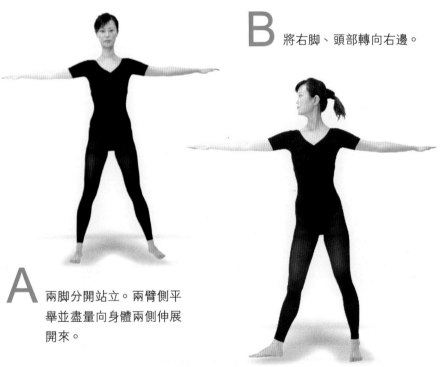

B 將右脚、頭部轉向右邊。

A 兩脚分開站立。兩臂側平舉並盡量向身體兩側伸展開來。

注意：孕婦在懷孕六個月後不應再練此式。

功效： 對治療多種皮膚毛病（如癤子、疹子、痤瘡等）有好
✔　　處，還能使人的臉色增添一種健康的神采。治療頸部以
　　　及肩關節部位的疼痛。幫助消除腰圍區域贅肉和健壯髖
　　　部肌肉，增強視力，加強神經系統，提高精力集中的能
　　　力。

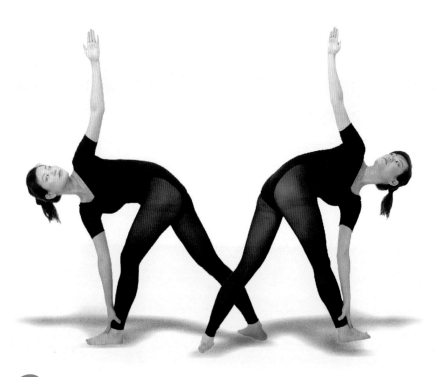

C 呼氣，同時左手向下觸及右脚，右手舉起指向上空，眼睛注視
右手指，體會右側拉伸的感覺。左手觸及脚面時，呼氣完畢，
隨即屏住呼吸，保持10秒。

D 呼氣還原。休息大約5 秒鐘。

換另一側練習。

3 側犁式 (Parsva Halasana)

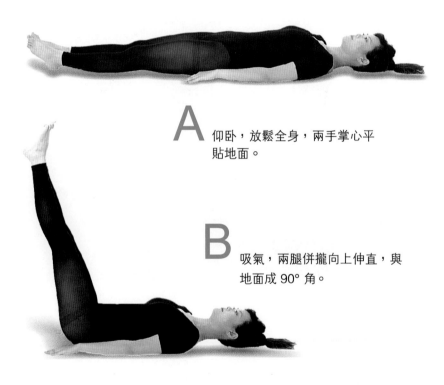

A 仰臥，放鬆全身，兩手掌心平
貼地面。

B 吸氣，兩腿併攏向上伸直，與
地面成 90° 角。

注意：年老體弱、坐骨神經痛患者不宜做。

功效：這是一個非常重要的姿勢，能防治腰背痛，伸展全身，
消除腰腹部脂肪，滋養臉部，治療頭痛、便秘、痔瘡、
糖尿病，滋養臟腑器官，治療月經病、神經衰弱等。

C 呼氣，雙腿繼續向頭後方向移動至腳觸到地面，腿部始終保持伸直。

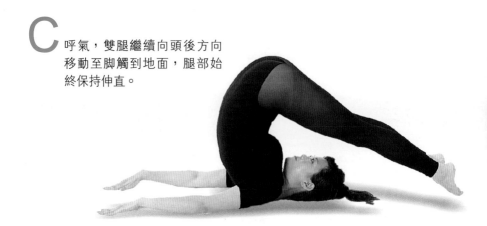

D 雙手托住腰部，將雙腳向頭的右側方平移，腿部保持伸直。均勻呼吸，保持20秒。

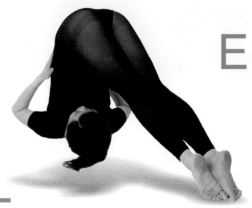

E 吸氣，雙腿保持伸直，移動雙腳回到頭部正中，呼氣，將雙腳向左平移，腿部保持伸直，均勻呼吸，保持20 秒。呼氣，移動雙腳回到頭部正中。

F 呼氣，慢慢恢復至仰臥姿勢。

4 叩首式（Pranamasana）

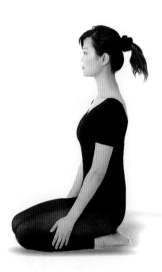

A 跪坐，雙手放在腿兩側。

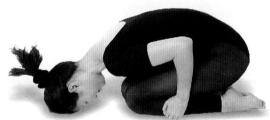

B 呼氣，上身前俯，頭觸到地板。

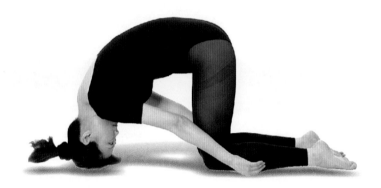

C 臀部抬起,頭頂觸地。均勻
呼吸,保持10秒。

D 吸氣,恢復到跪坐。

重複做10次。

注意:高血壓、眩暈病患者不宜。

功效:具有美容功效,能治療黃褐斑和脫髮,使頭腦清醒、聰
✔ 慧。

5 虎式 (Vyaghrasana)

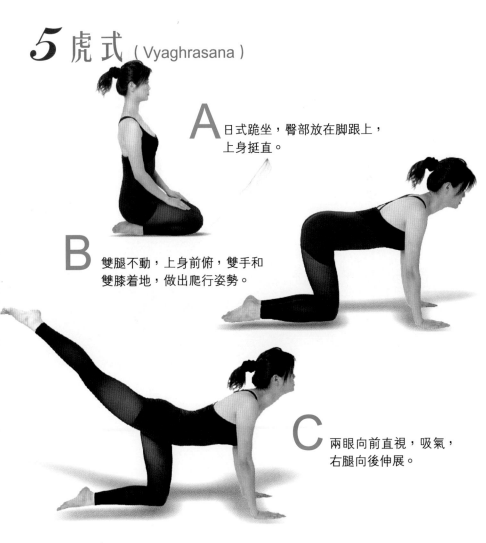

A 日式跪坐，臀部放在脚跟上，上身挺直。

B 雙腿不動，上身前俯，雙手和雙膝着地，做出爬行姿勢。

C 兩眼向前直視，吸氣，右腿向後伸展。

功效：這個姿勢有助於使脊柱得到伸展和運動，強壯脊柱神經，減少髖部和大腿區域的脂肪,強壯生殖器官，防治坐骨神經痛。產後做可幫助子宮復位。

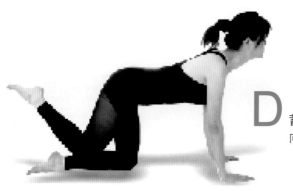

D 蓄氣不呼，屈右膝，兩眼向上凝視，保持5秒鐘。

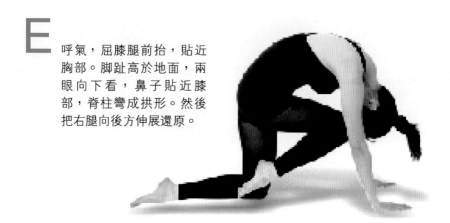

E 呼氣，屈膝腿前抬，貼近胸部。脚趾高於地面，兩眼向下看，鼻子貼近膝部，脊柱彎成拱形。然後把右腿向後方伸展還原。

每條腿各做6次。

6 仰臥放鬆功

科學飲食防未老先衰

　　許多人都知道，多食新鮮蔬果，可保健康長壽。飲食淡一點，病痛將會遠離你。然而，現實生活中，很多人並不在意這些，他們往往自定食譜，偏重於某些口味單一的食物，過分節約或生活懶惰引起食物不潔，使得某些易催老早衰的食物進入了腸胃，長期下去日積月累，未老先衰症狀真的會出現。

　　鉛質過量，憶衰加快

　　爆米花等食品是一種含鉛量多的食物，多食對人體沒有什麼好處。因為鉛會使腦內去鉀腎上腺素、多巴胺和 5–羥色胺的含量降低，造成神經質傳導阻滯，容易產生記憶力衰退、痴呆症、智力發育障礙等，其最明顯的特徵是，易致人臉色灰暗而過早地衰老。

　　過氧脂質，紊亂內體

　　炸過油條、魚、蝦、禽、肉等的食用油，由於其高溫的作用，時間一長會生成一種叫過氧脂質的物質。長期在陽光下曝曬的鹹魚、狗肉等動物肉類、水產等，以及長期存放的餅乾、糕點、油茶麵、油脂等，都很容易產生哈喇味的油脂，分解成過氧脂質。

　　事實上，這種物質往往被人所忽視。其大量進入人體後，極大地破壞了人體內的酸系統以及維生素等的產生，是一種促人衰老的催化劑。

科學飲食防未老先衰

醃製食品，易致癌症

醃製食品的主要成分是亞硝酸鹽，這種物質在人體內酶的催化作用下，很快會同體內的各類物質作用生成亞胺類的致癌物質。如鹹雞、鹹鴨、鹹肉、香腸等，不宜多吃，否則後患無窮。

高溫油烟，免疫受損

很多人都認為油鍋燒得旺，炒菜吃得香。其實，這是誤解。因為油在高溫的催化下，會釋放出含有丁二烯成分的烟霧，人如果長期吸入這種物質，不僅遺傳的諸多免疫功能會受到抑制，而且也容易得肺癌。像菜籽油，其在高溫下釋放的丁二烯成分要比花生油所釋放的高22倍，致癌的危險性更大。

人們還應注意不食霉變食物，遠離煤烟、香烟、灰塵中的烟霧，並保持茶具或水具的除垢衛生，嚴防病菌、黃曲霉素、尼古丁及有害金屬元素對人體的侵襲，確保美好生活每一天。

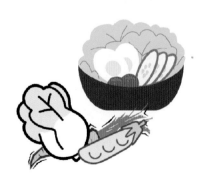

第十一章
孕產婦瑜伽套餐

　　你知道嗎？猴子初產一般僅需1小時，而人類初產要長達12~18小時，這是由於人類由猿進化成人，由爬行轉變成直立行走後，本來直通的產道變成了彎道，增加了分娩的時間。孕婦透過適當運動，可促進機體的新陳代謝及血液循環，增強心、肺及消化功能，鍛鍊肌肉的力量，從而保持健康的身體及充沛的精力。持續規律的運動可有效增強孕婦腹肌、盆底肌、會陰肌的收縮能力，改善盆腔的血液循環，有利於嬰兒健康娩出。運動更可以使產後臃腫的身體儘快恢復、使你變得苗條、健康！

產前瑜伽套餐

🢅 蹬自行車式 (Leg Cycling)

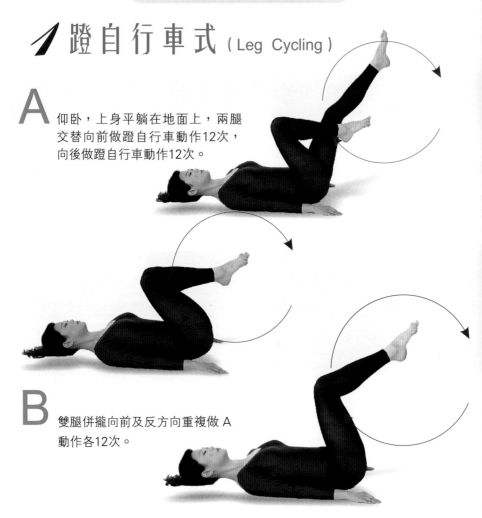

A 仰臥，上身平躺在地面上，兩腿交替向前做蹬自行車動作12次，向後做蹬自行車動作12次。

B 雙腿併攏向前及反方向重複做 A 動作各12次。

功效：減少腹部脂肪，強壯腹部器官，治療腹脹，增加血液循環。

2 鴨行式 (Duck Walk)

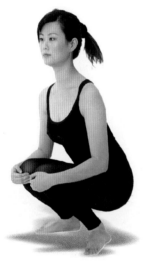

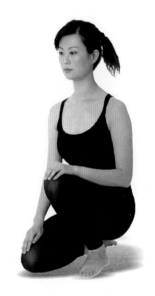

A 蹲姿,雙手扶腿步行。

B 每走一步,膝頭觸碰地面,連續
行走 3~5分鐘,也可延長時間。

功效:有助消化,治療便秘,增加下肢血液循環。

3 罐頭開啟器和炮彈式
（The Can Opener and Cannonball Postures）

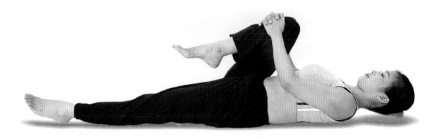

A 平躺在地板上，吸氣，抬起一條腿，彎曲膝蓋並把手放在小腿上，柔和地拉向身體。

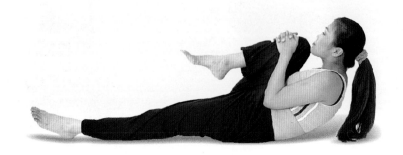

B 呼氣後屏氣，用下巴柔和地觸碰膝蓋。

另一條腿交替重複地做6次。

功效：增強腹肌，伸拉「腿腱」肌肉，加強頸、腰和骶部，治療消化不良及腹部脹氣。

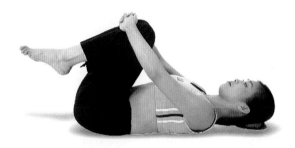

C 雙腿併攏，彎曲膝蓋並把手放在小腿上，柔
和地拉向身體。

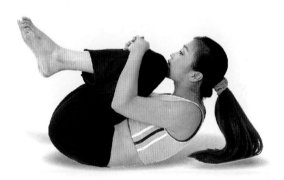

D 呼氣後屏氣，用下巴柔和地觸碰膝蓋。

E 吸氣，腿放回。

重複上述動作6次。

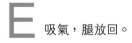

4 蝴蝶式練習 (The Butterfly Exercise)

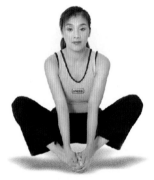

A 坐姿，雙腳腳底相合，雙手握住腳趾，腳跟盡量靠近會陰。

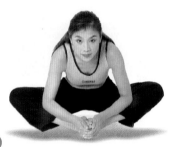

B 呼氣，上身前俯，雙膝盡量向身體兩側打開，兩肘將兩膝壓到地面上。均勻呼吸，保持 30秒。

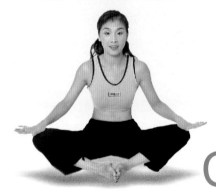

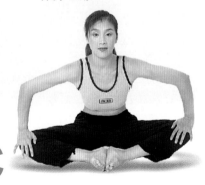

C

也可用雙手分別壓住兩膝，盡量使兩膝觸到地面。

重複做10次。

功效：這個姿勢對骨盆有益，有助於消除泌尿功能失調和坐骨神經痛，糾正月經失調，預防疝氣。在懷孕期間經常練習這個姿勢，分娩將會更順利，減少痛苦。

5 蛇擊式 (Shashank Bhujangasana)

A 跪坐，抬起臀部，身體前俯，雙手、雙膝着地，雙手分開，與肩同寬。

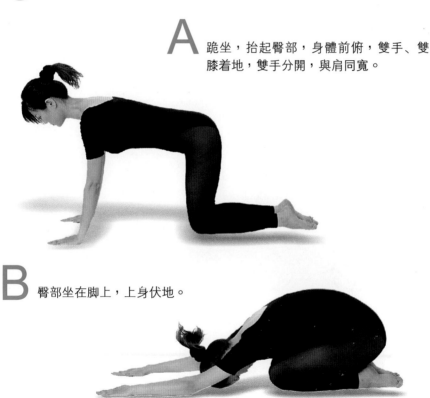

B 臀部坐在腳上，上身伏地。

功效：強壯腎臟，增強生殖器官，治療黃褐斑、腰背痛、坐骨神經痛、脊柱錯位、月經失調等。

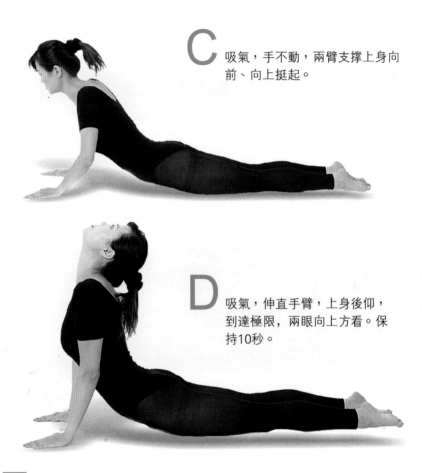

C 吸氣,手不動,兩臂支撐上身向前、向上挺起。

D 吸氣,伸直手臂,上身後仰,到達極限,兩眼向上方看。保持10秒。

E 呼氣,恢復原姿勢。

重複做8次。

 6 仰臥放鬆功

孕期鍛鍊好處多

對於懷孕期間的女性來說，只要體育鍛鍊方法得當、類型適宜，孕婦不僅可以提高肌體生理機能的水平，以促進母體內胎兒的生長和健康發育，而且對減輕孕婦分娩時，所帶來的肉體上的痛苦頗有裨益。

對胎兒：專家們在研究中發現，當孕婦在從事適宜地運動鍛鍊時，母體內的胎兒也隨着運動，此時胎兒的心率每分鐘可增加10~15次。專家們認為，這是胎兒對運動所採取的適應性應激反應。這種反應不僅對胎兒和母親沒有危險，相反，可增進胎兒的健康，使他們出生時，身體各組織器官的生理機能均超過一般新生兒。

對孕婦：要鼓勵孕婦在健康狀況良好的情況下，進行定期的低運動量活動，因為適宜的運動鍛鍊能有效幫助孕婦的身體適應妊娠期的不良反應，對早孕嘔吐反應有減緩作用。適當的運動還可減輕孕婦因腹部，腰椎前凸，骨盆前傾，重心前移而加重背肌工作負擔所引起的腰酸背痛。在妊娠期，孕婦適宜的運動鍛鍊並不增加自發性流產、宮外孕、胎兒發育不良及其他異常胎盤的形成。相反，適當的鍛鍊可使子宮體內組織新陳代謝旺盛，胎盤獲得外界更多的營養物質，以促進胎盤的生長，有益於保護體內的胎兒並使其健康發育。除此之外，持續規律的運動鍛鍊還可有效增強孕婦腹肌、盆底肌、會陰肌的收縮能力，並改善盆腔內的血液循環，有利於嬰兒健康娩出。

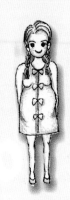

產後瑜伽套餐

船式（Naukasana）

A

仰臥，兩腿伸直，兩臂平放於體側,掌心向下。

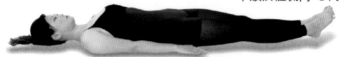

B

吸氣，同時將頭、上半身、兩腿和雙臂全部抬離地面，頭和腳離地25~50公分。雙臂應向前伸直。

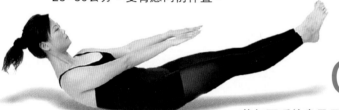

C

蓄氣不呼並盡量長久地保持這個姿勢，但以不勉強費力爲度。

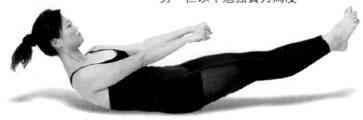

D

慢慢呼氣，同時慢慢將雙腿和軀幹放回地面，放鬆全身。

重複做此練習6次。

功效：這個動作從仰臥姿勢開始，頭腳兩頭抬起，形成船形。
能促進腸道蠕動，改善消化功能，同時鍛鍊腹部、背部肌肉，對於久坐和腰背無力的人群有極大的好處。

2 上伸腿式 (Urdhva Prasarita Padasana)

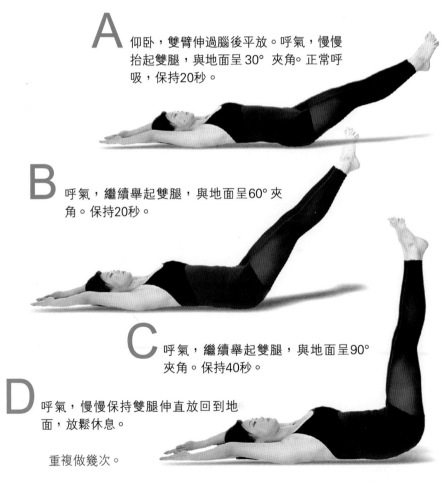

A 仰臥，雙臂伸過腦後平放。呼氣，慢慢抬起雙腿，與地面呈 30° 夾角。正常呼吸，保持20秒。

B 呼氣，繼續舉起雙腿，與地面呈60° 夾角。保持20秒。

C 呼氣，繼續舉起雙腿，與地面呈90° 夾角。保持40秒。

D 呼氣，慢慢保持雙腿伸直放回到地面，放鬆休息。

重複做幾次。

功效：減少腹部脂肪，有助消化，治療便秘，消除腹脹，放鬆
✔ 全身，增加血液循環。

3 腰轉動式 (Kati Chakrasana I)

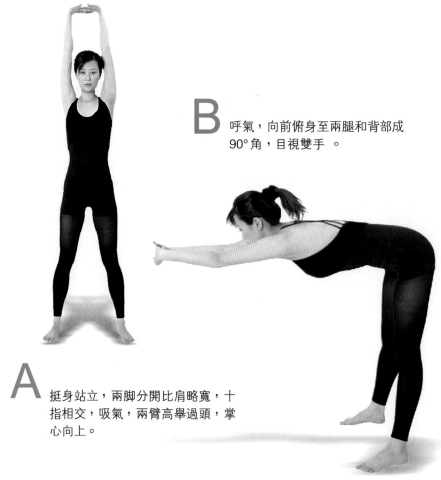

B 呼氣，向前俯身至兩腿和背部成
90°角，目視雙手 。

A 挺身站立，兩脚分開比肩略寬，十
指相交，吸氣，兩臂高舉過頭，掌
心向上。

功效：按摩腹部器官，減少腰部脂肪。加強腰背部和髖關節力
✔　　量。

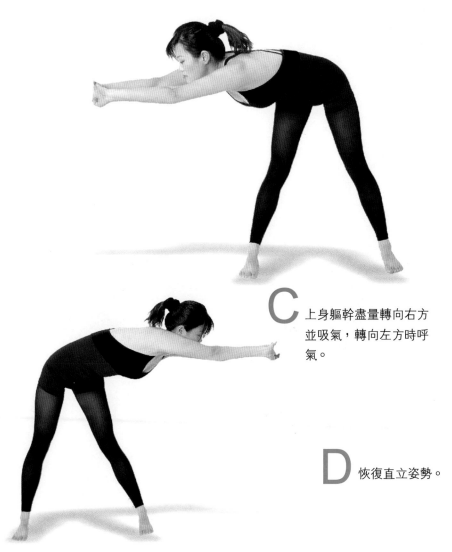

C　上身軀幹盡量轉向右方
並吸氣，轉向左方時呼
氣。

D　恢復直立姿勢。

重複做4次。

4 腰軀轉動式（Kati Chakrasana Ⅱ）

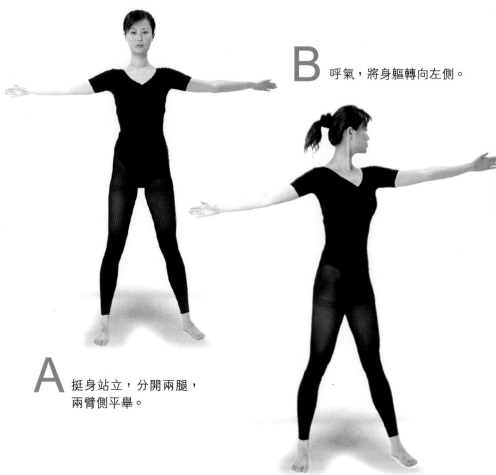

B 呼氣，將身軀轉向左側。

A 挺身站立，分開兩腿，
兩臂側平舉。

功效：使身姿優美，防治駝背，消除髖、腰背僵硬疼痛。

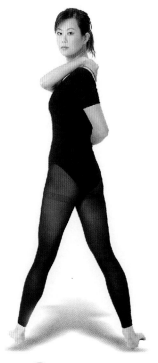

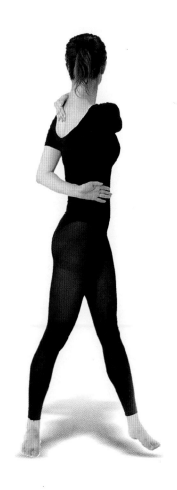

C 右手扶左肩，左手背貼於右
腰處，頭扭向左後方。均勻
呼吸，保持30秒。

D 吸氣，恢復到原位。

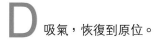

左右側各做5次。

5 人面獅身式 (Bhujangasana)

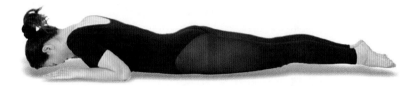

A 俯臥，屈臂，兩手掌放到頭部兩側，放鬆全身。

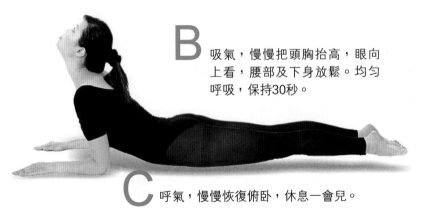

B 吸氣，慢慢把頭胸抬高，眼向上看，腰部及下身放鬆。均勻呼吸，保持30秒。

C 呼氣，慢慢恢復俯臥，休息一會兒。

重複做4次。

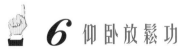 **6 仰臥放鬆功**

注意：甲亢、疝氣、胃潰瘍、脊柱錯位患者不宜做。

功效：強壯腎臟和生殖器官，糾正脊柱錯位，按摩脊柱及神經，調節各腺體分泌，有助消化，使全身得到滋養。

戰勝**肥胖**的秘密

　　戰勝肥胖，首先我們要了解肥胖是如何形成的。

　　在人體內有250~300億個儲藏體脂肪的脂肪細胞。在脂肪細胞的中央，有凝聚成球形的「油滴」。人體的肥胖從脂肪細胞的變化來體現，有兩種情況：一是脂肪細胞的數量增加，稱爲脂肪細胞增殖型，一般發生在青春期長身體的階段；二是脂肪細胞中的「油滴」變胖，稱爲脂肪細胞增大型，一般在30歲以後。

　　第一種情況的人，瘦身過程比較艱辛，因爲已經增加的脂肪細胞便無法消除。而且過了30歲以後，「油滴」容易變胖。一旦油滴變胖，就很難瘦下來。因此，少兒時期就形成的肥胖，爲以後減肥帶來了更大的難度，必須把減肥當作一生的功課。這一點請那些好心的媽媽一定要記住，爲了孩子一生的身體健康和心理健康，一定不要讓自己的孩子在十幾歲就變成大胖子。

　　第二種情況表現爲脂肪堆積在特定部位，如腹部、臀部、大腿等處。這種肥胖如不存在第一種情況時較易變瘦，效果也較好。除了飲食控制，培養固定的、適合自己的運動習慣也很重要。

　　產後的肥胖有兩種成因，一種是生理原因引起的身體水分增加，一般一年之內就可自行消除。一種是由於活動減少，飲食增加引起的脂肪堆積，一般屬於脂肪細胞中的「油滴」變胖。不論是哪種情況，都要在平時注意飲食，堅持每天鍛鍊1小時，保持體重的正常，因爲「一旦發胖，體質就會改變，就算日後瘦了，也很容易胖回去」。

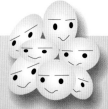

國家圖書館出版品預行編目資料

忙裏偷閑練瑜伽.祛病養生篇 / 張液液 主編
－初版－臺北市：大展 ， 2005【民94】
　　面 ；　21 公分（快樂健美站；14 ）
　　ISBN 957- 468-390-7（平裝）
1.瑜伽
411.7　　　　　　　　　94006690

北京人民體育出版社授權中文繁體字版

忙裏偷閑練瑜伽.祛病養生篇　ISBN 957-468-390-7

編 著 者 / 張液液
責任編輯 / 朱曉峰
發 行 人 / 蔡森明
出 版 者 / 大展出版社有限公司
社　　址 / 台北市北投區（石牌）致遠一路 2 段 12 巷 1 號
電　　話 / （02）28236031‧28236033‧28233123
傳　　真 / （02）28272069
郵政劃撥 / 01669551
網　　址 / www.dah-jaan.com.tw
E - mail / service@dah-jaan.com.tw
登 記 證 / 局版臺業字第2171號
承 印 者 / 弼聖彩色印刷有限公司
裝　　訂 / 建鑫裝訂有限公司
排 版 者 / 順基國際有限公司
初版 1 刷 / 2005 年（民 94 年）7 月

定價 / 240 元

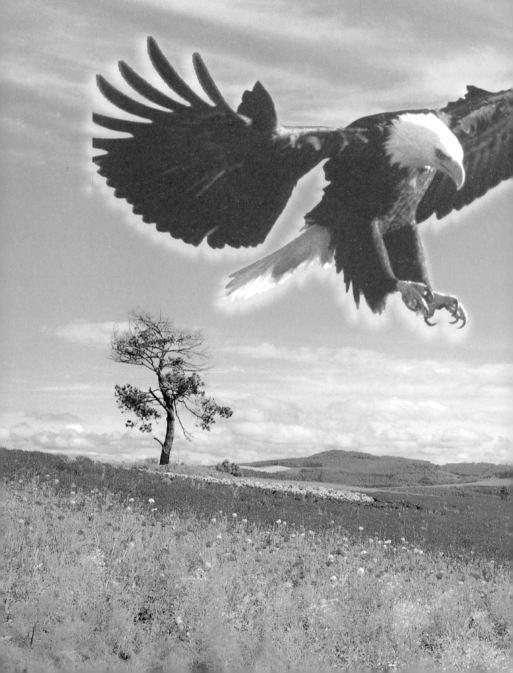

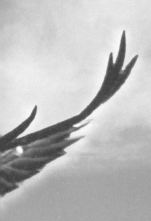

大展好書　好書大展

品嘗好書　冠群可期